刘桂营医话

刘桂营 著

刘 芳 刘 刚 刘 辉
刘 永 刘晓武 　整理

中医古籍出版社

图书在版编目（CIP）数据

刘桂营医话/刘桂营著. -北京：中医古籍出版社，2017.6
ISBN 978-7-5152-1353-8

Ⅰ.①刘… Ⅱ.①刘… Ⅲ.①医话-汇编-中国-现代
Ⅳ.①R249.7

中国版本图书馆 CIP 数据核字（2016）第 255491 号

刘桂营医话

刘桂营 著

责任编辑 梅剑
封面设计 映象视觉
出版发行 中医古籍出版社
社　　址 北京东直门内南小街 16 号（100700）
印　　刷 三河市德辉印务有限公司
开　　本 850mm×1168mm 1/32
印　　张 9.875
字　　数 166 千字
版　　次 2017 年 6 月第 1 版 2017 年 6 月第 1 次印刷
书　　号 ISBN 978-7-5152-1353-8
定　　价 28.00 元

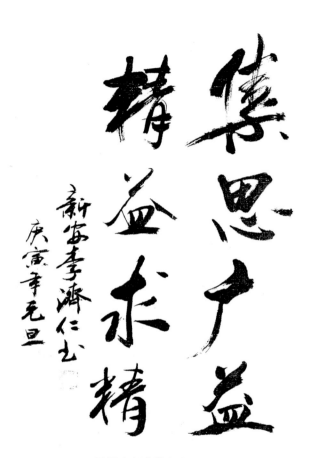

集思广益 精益求精

新安李济仁书

庚寅年元旦

国医大师李济仁教授题

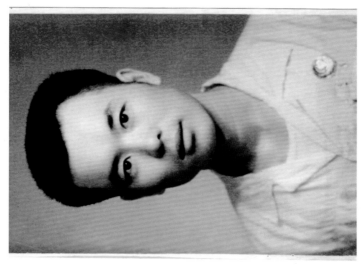

1968年大学毕业照

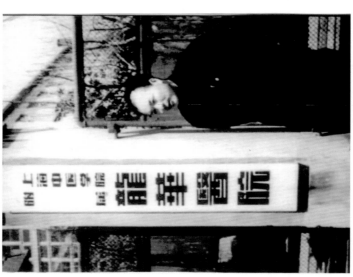

1981年在上海龙华医院进修时留影

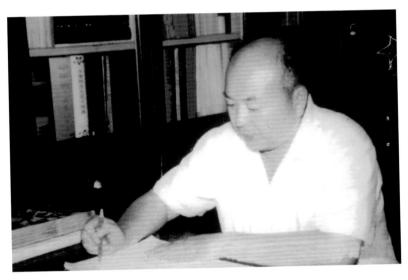

1998 年《中国中医药报》刊发此照

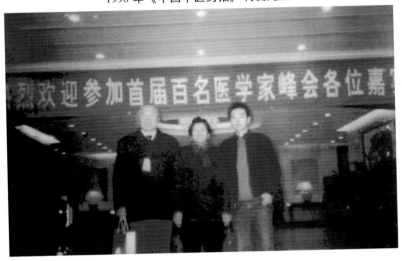

1998 年《中国中医药报》刊发此照

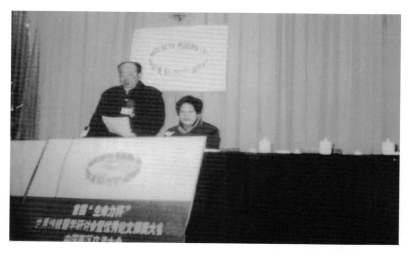

1994 年在首届"生命力杯国际传统医学"颁奖大会上发言

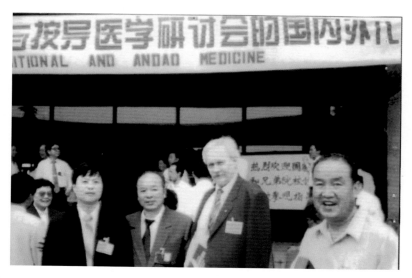

1995 年参加武汉国际会议时留影

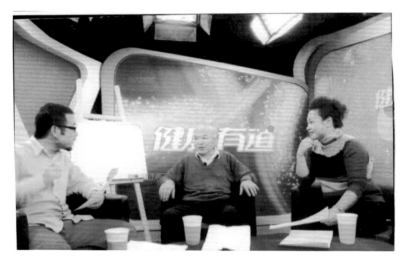

2012 年在健康卫视录制节目

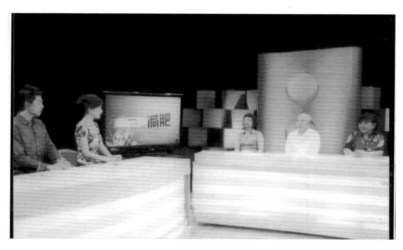

2013 年在北京卫视录制节目

目　　录

一、初次临床被将军　柳暗花明又是春

1968 年 12 月中旬，中共中央、国务院、中央军委关于 1968 届大学生分配工作的文件已经传达，根据毛主席"把医疗卫生工作的重点放到农村去"的指示，我被分配到灵璧县高楼区卫生院工作，已有蚌医毕业的两名大学生、合肥卫校毕业的四名中专生及两名转业军人均先我而至，加上原有人员共 20 余人。当时，我和老中医孙医生在一个诊室，我们对面而坐，这位孙医生个头不高，黑红的脸庞，在当地的医疗威信很好，十里八乡的病人慕名而来求诊。这对于一个二十五六岁的年轻人来说，不免要坐冷板凳，在我上班的五六天中也没有一个病人来找我看病。直到上班的第七天的一个上午，诊室来了一个瘦高的 40 岁左右的男病人，说话上气不接下气，不时咳嗽，请孙医生为他治病。

孙医生诊脉后说："你的病我已经看了很长时间了，也吃了不少中药，但没有什么起色。我看你还是请这位刚分来的中医大学生刘医生给你看看，看他用什么灵丹妙药给你治病……"

听到孙医生阴阳怪气的话后，我的心快速地跳动着，心想这老家伙是在将我的军，同时又想到这也是我一试身手的好机会，既然孙医生把病人推给我，我也只好接诊了。

经过询问，知道患者患的是肺结核病，中医名叫痨瘵。因其家中经济困难，买不起好的抗痨药，就连链霉素之类的抗痨药也买不起，因此只好请孙医师给开中药吃，吃了近百副中药效果也不明显。

刻诊病人干咳少痰，声怯形槁，吐白色痰，不时咯血，如丝如缕，午后潮热，五心烦热，口燥咽干，纳少，神疲乏力，舌边尖红，脉细数。根据脉症，此乃气阴亏耗所致，拟滋阴润肺，止咳杀虫为治，宜月华丸改汤出入：沙参、生地、麦冬、天冬、百部、川贝、云苓、山药、党参、百合、白及、阿胶、三七参。五剂水煎服，日一剂。

五天后病人面带笑容地说："刘医生，服了你开的五副中药犹如仙丹，多年之疾已去大半……"

既然药症相符，守法再进，便先后用此方化裁共服50余副，临床告愈。后经县人民医院摄片示：右上肺病灶钙化。嘱其停药自行调理。

在一次闲谈中，孙医生说："刘医生，我给那个痨瘵病人开了这么多药也没有什么效，你给他用的是什么药，效果这么好？"

"我用的是月华丸改汤出入，方中沙参、麦冬、天冬、生地滋肺肾之阴，使金水得以相生；百部、川贝润肺止咳，亦能杀虫；阿胶、三七参有止血活络之功，佐以云苓、山药以资脾胃化源；百合可滋肺，白及活络止血，党参健脾益气。诸药相合，可达滋阴润肺，止咳杀虫之功，故用治本病而获奇效。"

孙医生听后频频点头称："是！"

自此病员大增，每日前来就诊者多达 20 余人。真是初出茅庐遇难题，柳暗花明又是春。

二、釜底抽薪治鼻衄　针刺单穴救患儿

1969 年 5 月，灵璧县"六·二六"办公室出台了医生地方化的文件，我被调到浍沟公社卫生院工作。一天中午正在午休，有人前来敲门，开门一看我吓了一跳，敲门人是一位满身重孝的中年女子。"你是刘医生吧？""你是何人？找我有什么事？"

问明情况后，我便和她一道来到医院大门过道里，只见一位 40 岁左右的男子蜷卧在地上，面色㿠白，面前有一滩鲜血。经询问，病人嗜酒，昨日中午与朋友共饮，酒喝多了，回家后夜间就出现鼻衄，经村卫生室治疗后，出血略有好转。今日上午鼻衄又发作，经村卫生室治疗无效而来我院治疗。经输液、打针，效果亦不明显，现已精疲力尽，不能动弹。

刻诊：脉细数，舌干少苔。此乃饮酒过度，阳明热盛，以致胃热熏蒸，上循其络，迫血妄行所致。拟清热凉血、止血为治，宜玉女煎出入：生石膏、生地、麦冬、知母、牛膝、三七（研粉冲服），一剂急煎服，至

下午三时许，鼻衄基本上止住，再服二汁后血已止。

次日早上再诊，脉已平和，舌亦滋润，守方再进一剂，以资巩固。余思之，前医用药不效者，乃治标尔，余用玉女煎而获效者，乃釜底抽薪也，故获效。

一个集日的下午，我在诊室看书，一对中年夫妇抱着一个周岁左右的小儿急匆匆地来到我面前。母代诉：我儿今日上午十点左右开始哭闹不休，不吃奶，不玩也不睡，时吐乳，在本村卫生室拟诊为消化不良而给予补液，仍哭闹不停，特抱来请你看一下。

我先看指纹，后按胸腹，患儿腹膨隆，便问："小儿上午可曾解大便？"

"没有！"

我继续按循全身，待我的手触及到小儿阴囊时，右侧阴囊肿硬，触之即哭。我告诉患儿父母："你们儿子患的是嵌顿性疝气，需马上手术治疗，否则易引起肠坏死，后果不堪设想，但我院无手术条件，赶快转县医院手术治疗！"

患儿爸爸说："现在身上钱不多，我得先回家拿钱，你看能否先给治疗一下。"

思考片刻，患儿为乳食不节，脾胃受伤，运化失职，气机不畅而致嵌疝，拟补脾胃，舒畅气机为法。我取一寸毫针刺行间穴，向足跟方向斜刺，用平补平泻手法，每5分钟捻转一次，捻针三次后即有少量矢气，疝囊也随之逐渐缩小。约半小时后，疝囊恢复正常，患儿情绪稳定，并思吃乳，随之起针。待患儿父亲取钱回来时，小儿自和妈妈嬉戏如常。

患儿父亲说了不少感激的话，并问道："刘医生，小孩的病这么重，你怎么一针下去孩子的病就好了？"

"针灸是我们祖先经过几千家实践而形成的一门科学，针灸治病有独特的效果，可以立竿见影。现在有人用针刺麻醉做手术，甚至还可用针灸麻醉行开胸、开颅的手术。行间穴是足厥阴肝经的荥穴，因肝主升发，肝舒则气畅，肝郁则气滞，故取行间穴以舒肝气，解肝郁，凡因气不畅而致的疝气用此穴均可获效。"患儿父亲连连点头，嘱回家后乳食要定时定量，注意保暖，如有不适，可随时来诊。

三、病愈做红娘　痴女自登门

1969 年 5 月的一天下午，供销社的营业员小李找我看病，看完病后她说："我的病经这么多人治疗效果均不好，只服了你开的 15 剂中药就好了，这是为什么？"

"白带的产生是由于脾虚肝郁、湿热下注或肾气不足、下元亏损所致，亦有感受湿毒而引起，而你的病是由于感染湿毒所致，所以我用清热解毒、除湿止带方（《世补斋·不谢方》）。方中猪苓、云苓、车前子、泽泻利水除湿，茵陈、黄柏、枝子、丹皮清热泻火解毒，牛膝引药下行，二花、公英增强了清热解毒之力，苦参除湿、杀虫止痒，故获效迅速。至于你以前所用之药不效，有可能是药量小或者疗程短，也可能是辨证不准确。一般人均认为白带是脾虚湿盛所致，给予健脾利湿之剂效果不理想。"

"刘医生，你今年多大了？家中几口人？有没有对象？"

"你问这干什么？"

她笑着说："有人托我给你介绍对象，她也是我们供销社的营业员，今年22岁，人长得也很漂亮。"

"谢谢你的好意，我早已娶妻生子了……"

3天后的一个下午，小李说的那位女营业员来到我的诊室，我让她坐下后便问："您哪儿不舒服？"

她很大方地说："刘医生，你找对象要什么样的条件？我是独生女，我爸爸是××区的区委书记……"

我笑着对她说："实在对不起，我爱人是一个农村姑娘，她不识一个字，我们已结婚多年，现在已有一女一子，要不信，哪天我让她们仨过来，您看看。"

"这不可能，你大学毕业才几天，难道说你上大学时就结婚了？"

"我姐弟五人，四个姐姐全都出嫁了，父亲有哮喘病，母亲有胃病，二老均年近70岁，经常犯病，家中无人照顾，我又在合肥上大学，为了在父母生病时能有

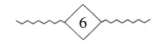

个人给他们烧茶燎水的，经过学校的允许后我才和一个农村姑娘结了婚，这是千真万确的，谢谢你对我的真情实意，你也不要再为此事多想了。"

她听后没有说什么，双手捂着脸跑出了我的诊室，当时我想，此女子真是一个多情种。后来我把此事告诉了我爱人，她哈哈大笑："要不我们俩离婚，你再娶她？"

"去你的，我们还是带着两个孩子好好地过日子吧！"

四、心脾积热致鹅口　内外用药效果良

1970年4月的一天上午，一对青年男女抱着一个孩子来到我的诊室。青年男子说："刘医生，我这儿子刚满月，满口出现白屑，在家用白矾水擦洗只有一时之效。这几天满口又出现白屑，哭闹不休，不愿吃奶，今儿特抱来请您给看一下。"

刻诊：患儿发育正常，面赤唇红，烦躁不安，时啼哭，满口白屑，舌尖红，大便干，小便黄短，指纹紫滞，此乃心脾积热所致，拟清解心脾积热为主并给外用药。处方如下：黄连3g，甘草5g，2剂水煎服，每2小时服一次，一次两汤匙；每天白矾水拭口三次，拭后吹上冰硼散。

两天后他们又来到我的诊室，男的说："刘医生，

以前在家我们也用白矾水擦口，但只取一时之效，经你给服中药 2 剂，擦口后又吹冰硼散，小孩的口疮全好了，这是为什么？还要再用药吗？"

"你家孩子患的是鹅口疮，因为婴儿胎热内盛，蕴积心脾，感病以后，热毒循经上行，熏灼口舌，故出现白屑堆积。其色较深，周围欣红，形成鹅口。因火热炎上，故面赤唇红，舌尖红赤，心火内炽，故烦躁多啼。吃乳舌痛，故不思乳，心移热于大肠、膀胱，故大便干结，小便黄赤，指纹紫滞，亦为热郁之征，用黄连、甘草可清热解毒泻火。而冰硼散是《外科正宗》方，具清热解毒作用，是历代医家用治小儿口疮、咽喉肿痛的名方，故用治疗你家小孩效果较好。为防止死灰复燃，可再用两天中药，以杜绝灰中有火。平时乳头先清洗后再喂奶，以防感染，平时还要保持口腔清洁。"

五、同是遗尿证　用药不一样

1970 年冬天的一个上午，门诊来了一对青年男女，带着一个四五岁的小男孩。青年男子说："刘医生，我这儿子已经五岁了，每晚都尿床，我和他妈用了许多方法，也用了不少单方验方，均未见效果。现在入冬了，往后这么冷，哪有那么多的衣服给他换，请你给想想办法，看能否治好？"

刻诊：患儿发育正常，五官端正，面色㿠白，智力稍迟钝，腰酸膝软，尿频，怕冷脚凉，苔薄白，脉沉迟无力。根据脉症，乃为下元虚冷所致，拟温补肾阳，固涩小便为治，宜桑螵蛸散出入：桑螵蛸10g，鹿茸2g，黄芪12g，煅牡蛎20g，党参10g，益智仁10g，金樱子10g，五剂水煎服，日一剂，并嘱按时叫醒让其小便。

服药期间，仅尿床两次，药症相符，守法再进五剂以巩固之。

第三次来诊时，其父说："这孩子吃了你开的十剂中药后再也没有尿床，我们全家高兴得不得了。我们怎么感谢你？你看还要继续吃吧？你开的中药疗效为什么这样好？"

"医生就是为病人治病的，你儿子的病好了，你们高兴，我也高兴，还必须再服几副巩固疗效。你儿子服药的效果为什么这样好呢？因为你儿子肾气虚弱，下元虚冷，不能制约水道，故睡中遗尿；肾虚则脑髓不足，故智力迟钝；阳气不能充身，故面色㿠白、肢凉怕冷；腰为肾之府，骨为肾所主，肾虚故腰腿酸软无力；肾司二便，肾与膀胱相表里，肾虚故小便频数；脉沉无力也是虚象。现在孩子的病虽然好了，但以后还是不能大意，一定要定时叫他起床小便，以养成良好的排尿习惯。"

1971年春节刚过，张先生又陪一对中年夫妻带着一个十岁左右的小女孩来到我的诊室。刚进门张先生就说："刘医生，这是我的表兄表嫂，他们的孩子也尿床。节后我去他家接我姑妈，闲谈中得知我儿子的病被你治好了，表兄让我带他们来找你给他女儿看病……"

刻诊：患儿发育正常，五官端正，面白神疲，四肢乏力，食欲不振，大便时溏，舌淡苔薄，脉缓。此乃脾肺气虚所致，拟培元益气为治，宜缩泉丸改汤；台乌药10g，益智仁15g，山药20g。五剂水煎服，日一剂。

"刘医生，我看你给我表侄女开的药和我儿子吃的药不太一样，这是怎么回事？"

"中医看病是辨证论治，绝不是同样的病就用同样的药，你表侄女是由于脾肺气虚引起。肺为水之上源，脾属中土，脾肺气虚，则制约无权，故遗尿。脾肺气虚则生化之源不济，气血皆不足，故面白神疲，舌淡脉缓；脾失运化，故大便时溏，食欲不振；四肢为脾所主，脾气虚，不能充养四末，故四肢乏力。而你儿子是下元虚冷所致，你儿子的发病机理上次已给你详细解释了，现也不必再说了。总之治病求本，根据病的成因，对症用药才能有效。"

"噢，中医看病还有这么多的讲究！"

小女孩五天后又来复诊，药后诸症大有好转。药症相符守法再是，先后共服20剂，病告全愈。

六、自幼爱中医　不宜当秘书

1971年的一天下午，胡院长陪公社马书记来到我的诊室。刚进门，马书记就说："刘医生，我的胃痛病用了你开的十余剂药就好了，以前我吃的中药也不少，效果均不大，你用的是什么药效果这么好？"

"胃脘疼痛主要辨别是病邪（寒、热、食滞等）阻滞，还是脏腑失调（肝气郁结、脾胃虚弱）所引起；是实证（病邪阻滞、肝郁、肝火），还是虚证（脾胃阳虚、胃阴不足）；证属气滞，还是已成血瘀等。在治疗方面，理气止痛为临床常用之法，但须审证求因，辨证施治。证属病邪阻滞者，当辨之以祛其邪，如属肝气郁滞者，当疏肝理气；属食滞中阻者，当消导以和中；如属脏腑失调者，亦当细辨以调理之；如属脾胃阳虚者，当温补脾阳；属胃阴不足者，又当益胃养阴；疼痛日久不愈者，往往由于化火、伤阴或血瘀所致，当分别应用清火、养阴、化瘀等法。可见胃脘痛之治法，虽有通则不痛之治则，但决不限于'通'法。"你的胃脘病是由于肝气犯胃所致，拟疏肝理气为治；宜柴胡疏肝散。方中柴胡、白芍、香附、川芎疏肝解郁；陈皮、甘草理气和中，故有理气止痛之效。用疏肝理气法，即所谓'活肝可以安胃'，肝气调达，胃不受侮，则胃安和而痛自止……"

"刘医生，我听胡院长说你工作能力很强，文笔也很好，我看你还是跟我到公社当秘书去吧……"

　　"马书记，我受六年的高等教育，学的是中医专业，通过几年的临床实践，我对中医工作很感兴趣，同时我个性不好，只适宜当医生，不适宜搞行政工作……"

　　事后胡院长说："刘医生，到公社去当秘书，许多人是求之不得的，有的人想方设法也去不了，你倒好，马书记亲自让你去当秘书你还不愿意，这是为什么？"

　　"我自幼就喜欢中医，家乡有个土医生，用小小的银针治好了不少危重病人，当时我真觉得他的本事太大了，为此我立下学医之志，于1962年考大学时报考了中医学院。毕业后又搞了几年的临床工作，初步取得了成绩，所以我不愿放弃我的职业……"

　　"你这是什么理由？只不过是个托辞罢了！"

　　"我的性格直爽，不喜欢吹吹捧捧，见了当官的也不会点头哈腰的。记得1958年大炼钢铁时我在连队（当时的村叫连）当文书，有一天连长让我向营长汇报工作。营长说："你们连山芋收多少？花生收多少？"

　　"山药在地里全烂了，花生被连队的猪吃光了。"

　　他很生气地说："你回去吧！让你们连长来一趟。"

　　我回到连队让连长到营长办公室去一趟，大约半小时后连长回来了，阴阳怪气地说："你刚才给营长说了什么？我去后被他熊了一顿。你都十七八岁了，他问你什么，你随便编几句应付过去不就行了吗？"

"连里的山芋除了食堂弄点来吃，其余的不都烂在地里了！花生也都被连队的猪吃光了！明明没收一点，我怎么能背着良心说谎呢？"

"现在就需要说谎，谁说实话谁挨斗！反正我这个连长干不成了！"

"王连长，你别难过，事是我干的，我认为你还是干你的连长，我这个文书绝对是不干了！说罢我转身离开了办公室，第二天我又回到了渔沟中学上学去了……"

听罢我的一席话，胡院长说："刘医生，你说得对，干什么工作都要实事求是，绝不能撒谎，也难怪你不愿意去公社当秘书……"

七、明病因巧施药　不同病皆治愈

1972年秋天的一个下午，门诊来了一位形容憔悴的青年男子。刚坐下便说："刘医生，我患遗精病多年，现觉头晕目眩，耳鸣腰酸，畏寒怕冷，虽经许多医生治疗，均不见好转，近来体力下降，也不知可能治好？会不会像《红楼梦》中的贾瑞那样死去……"

"遗精多由劳神过度、房室不节、醇酒厚味、湿热下注所致，而以阴虚火旺、肾虚不藏者较为多见，主要病在心、肝、肾三脏，而与肾的关系最为密切。根据你的舌质淡、脉沉细及临床表现，属于肾阳亏虚所致，拟补肾固精为治，宜右归丸改汤出入：熟地12g，杞子15g，山药20g，肉桂12g，芋肉15g，附片5g，菟丝子20g，鹿角胶15g，当归12g，杜仲15g，益智仁15g，金樱子20g。七剂水煎服，日一剂。你先吃下去看看效果如何。"

一周后复诊时说："刘医生，服了你开的中药犹如仙丹，现在精神好转，各种症状都有不同程度的改善。为什么以前用了那么多的药效均不佳，而只吃了你开的七剂药就收到这样的效果？"

"遗精的病因已如前述。在治疗时一完要审证求因，针对病症而用药，才能达到预期的效果。你的病是由肾阳虚而引起，故给附片、菟丝子、肉桂、杜仲、鹿角胶温补肾阳；熟地、山药、杞子、当归补益精血；益智仁、金樱子益气固精。虽用药不多，但方证合拍，可继续用药以资巩固。"

一个月后他带来一个年龄和他相仿的青年男子来到我的诊室，坐下后便说："刘医生，我的病现在已全愈了，他是我的堂弟，也是遗精病，但不同的是他喜欢做梦，在梦中遗精，现在出现夜寐不宁、头晕心悸、精神不振、四肢乏力，想请你给看一下……"

"梦遗一般是君火亢盛，心阴暗耗；由于阴亏火旺，扰动精室，以致精液走泄。心火偏亢，耗伤营阴，则体倦无力，精神不振，上不能奉养于脑则头目昏晕。根据临床表现及舌质红、脉细数等情况，属阴虚火旺引起，应滋阴清火、安神固精为治，可用知柏地黄丸改汤以滋阴清火，再加上枣仁、五味子、龙骨、牡蛎安神以固精。"

"刘医生，你也给开七剂先吃下去看看再说。"

数月后又遇到这位梦遗者，据述："用药七剂后病症基本全愈，但因事外出未能继续用药，现在刚回来，无不适感……"

八、子不孝父之过　补气血愈崩漏

1973 年春天的一个集日的上午，一位 60 多岁的男子手提煤油瓶走到我跟前小声说："你是刘医生吧？你家可在下街？"

"你是哪位？找我有何事？"

"等你看完病人我再给你说。"

门诊的几位病人我处理毕便说："有什么事？你说给我听听……"

"我是你堂姐夫，家在盛庄，你外甥经常打骂你姐，也经常骂我，有时骂得真难听！你看你可有空回老家一趟，请爷几个来管教管教我那不孝的儿子……"说着说着便老泪纵横。

我看到他当时的样子很是同情。"姐夫，你几个儿子？"

"就这一个，如果多了，我和你姐就更没法活了……"

"这是你们从小没有教育好他，即使我找人来管教他，轻了他可能不服，重了你们可能又痛得慌……"

"我看你还是回家一趟吧！"

"姐夫，我讲一个真实的故事给你听。那是1949年春天的一个早上，我们家正在吃饭，住在庙里的堂奶奶到我家来找我父亲。她说：'你哥，我家马五打我骂我，骂得十分难听，你可否找爷几个去管教管教他……'吃罢饭，我父亲找到我近房的三位叔叔并拿着一条绳子直奔庙上去了，我跟在他们后面也进了庙。我父亲说：'马五，你过来！先跪下！'三位叔叔用绳子把他绑了起来，绳子的另一头往房梁上一拉，他的身体便悬空了，就听到他大叫一声：'我的妈呀！痛死我了……'当时堂奶看到此景，她便扑通一声双膝跪地说：'你们几个快把马五放下，痛死我了……'父亲几个听到奶奶的哀求，便把马五放下来，奶奶抱着马五哭着说：'我的儿啊！你痛吗？……'姐夫，你听了我讲的这个故事后有何感想？这是近30年前的真人真事，现在社会不同了，国家有国家的法律，原来的家法是不适应这个社会了。即使适应，你我两家相距30多里，别人又不能天天在你家看着他，如果人走后，他可能变本加厉地伤害你们，我认为你还是找你们大队干部处理这件事，免得以后再生不测……"

他听后点头说："是!"转身便走，我留他吃饭，他不愿意。我看他驼着的背影，心中有一种说不出的滋味。

姐夫刚走没多会，门诊又来了一个中年女子，我一看原来是四姐，我说："这么巧，你家二姐夫刚走你又来了!"

"姐夫什么病?"

"他是心病!"

"他儿子是个讨债鬼，我看早晚要进大牢!"

"四姐有什么事?"

"以前我身上来的都正常，三个月前我做了人流术，术后下身不规则出血，自认为可能与人流有关，未吃药，以后也就慢慢地好了。上个月身上又来了，量不多，有小血块，经服'宫血宁'两天就好了。这次身上又来了，现已有十余日也未干净，出血量较多，腰酸痛，头晕乏力，自服'宫血宁'五天也未见效，今儿特来找你给治一治。"

刻诊：急性病容，面色㿠白，动则气急，腰酸乏力，苔薄质淡，脉细弱，血压 90/60mmHg。查血：血红蛋白 80g/L，红细胞 30.5×10^{12}/L、白细胞 80×10^9/L、中性 0.68、淋巴 0.32。根据脉症，乃人流损伤冲任，久则气血双亏，拟益气养血，调补冲任为治，宜自拟的芪升海胶汤出入：黄芪20g，升麻20g，乌则骨30g，阿胶15g（烊入），生地炭20g，地芋炭30g，茜草炭12g，黄芩15g，丹皮12g，炒杜仲15g，炒白术12g，红力参10g。三剂水煎服，日一剂。

二诊时诸症明显好转，血压110/70mmHg，药症相符，效不更方，先后共服上方12剂告愈。

二十天后的一天下午四姐又来到我的诊室。"你舅，我给你带个病人来，你给看一看。"

"病人在哪儿？快进来！"

几分钟后，只见一个中年男子拉着一辆平板车在我的诊室门前停下来，从车上架下一位面色萎黄的中年妇女。

经询问：此妇人大生四胎，小产三胎。近20天来阴道不规则出血，量中等，有小血块，自服土方不效而来就诊。

刻诊：患者发育正常，面色㿠白，精神萎顿，动则气急，腰酸痛，四肢乏力，苔薄白质稍淡，脉细弱。此乃多产伤气耗血，加之营养不足，脾亦亏虚，脾虚不能统血所致；拟补脾益肾，止血固崩为治；宜芪升海胶汤出入：黄芪20g，升麻20g，乌则骨30g，阿胶15g，生地炭20g，地芋炭30g，茜草炭12g，黄芩15g，丹皮12g，炒杜仲15g，炒白术12g，红力参10g，淫羊藿

15g。五剂水煎服，日一剂。

药后出血量日渐减少，精神好转。药症相符，守法再进。先后共服20剂病告全愈。

一天下午在给学员上课时，学员张兵说："刘老师，崩和漏在临床表现上有什么区别？治疗区别是什么？"

"妇女不在行经期间，阴道大量出血，或持续下血，或淋漓不断者称为崩漏，亦称崩中漏下。一般以来势急、出血量多的称'崩'，出血量少或淋漓不尽的称'漏'。崩与漏的临床表现虽不同，但其发病机理则一，在疾病的发生发展过程中，可互相转化。如血崩日久，气血大衰，可变成漏；久漏不止，病势日进，亦能成崩。如《济生方》云：'崩漏之疾，本乎一证，轻者谓之漏下，甚者谓之崩中。'崩漏发病缓急不同，出血新久各异，应本急则治其标，缓则治其本的原则，掌握塞流、澄源、复旧三法，随证运用。"

"刘老师，何谓塞流、澄源、复旧？"

"塞流，即是止血，用于崩症大出血时，如不及时止血，就会造成脱症。但止血之法又须视其寒、热、虚、实分别施治，随证用药。澄源，即是求因，即澄清本源的意思，乃是治疗崩漏的重要一环，必须详审，切忌不同原因，概投寒凉或温补之剂，以犯虚虚实实之戒。复旧，即是固本，为调理善后之法。固本的含义有两方面：一为先天，一为后天。因经病之由，其本在肾。若出血即久，气血两亏，此时重在调理脾胃以固后天之本，取其后天以养先天之义。若失血伤精后，肾元大亏，不能温运脾阳者，此时重在补先天以助后天，使本固血充，则经自调。本人在治疗此病时，以补气养血，调补冲任为大法，根据不同临床症状，常用自拟的芪升海胶汤出入：方中黄芪量大，补气之力雄厚，即经云：'有形之血不能速生，无形之气所当急固'之谓；升麻配黄芪升提下陷之气；乌则骨、茜草是《内经》中治崩漏之名方——四乌鲗骨芦茹丸，生地炭、地芋炭、丹皮、黄芩凉血止血，阿胶养血止血。"

九、赤脚医生好　针到牙痛除

1973 年中央人民广播电台、《人民日报》《解放军报》《红旗杂志》等新闻媒体先后报道了上海市川沙县一位女"赤脚医生"的事迹后，全国掀起了大办合作医疗及培训"赤脚医生"的高潮。当时医院派我到村去蹲点，一是宣传农村合作医疗的好处，二是培训"赤脚医生"，一根针一把草的精神也在全国掀起。为了紧跟形势，我给"赤脚医生"上的是针灸课，讲的是新针疗法，学员们对新针疗法也十分感兴趣。下课后大家在自己身上相互练习针刺手法，没过几天，大家基本上掌握了新针疗法的针刺要领。记得有一天我正在讲课，教室门口来了一位 50 来岁的男人，右手捂着脸，口中呻吟不已。经问原是牙痛，想请我给他治疗。

他说："前几天酒后就觉右上牙疼痛，越痛越甚，整夜不能入睡，也不能吃饭，服用止痛药也只能暂时缓解一下，药力一尽，牙痛亦然。听说你给大家讲针灸课，特来请你用针灸给治一治……"

"平时你有牙痛病吗？有没有龋齿？"

"偶有牙痛，但没有龋齿。"

"请你张口我看一下。"

他张口后，我看他的牙龈不红肿，无龋齿，舌苔黄厚而腻，脉弦数。

"你把左手伸过来半握拳。"我用一根2寸的毫针刺入他的牙痛穴，强刺激，每五分钟捻转一次，转针两次后牙痛即止，随之把针取出。

"刘医生，你的针法真好，真是针到痛除，真是华佗再世……"

"这是祖国医学的伟大所在。"

学员小马说："刘老师，你用的是什么穴？为什么见效这么快？"

"此病人牙痛是因饮酒后而起，也就是说，热蕴中焦，火邪上冲所致，拟清热泻火为治。根据《内经》经络左右交叉及远道取穴的原理，选取了他左手上的牙痛穴。牙痛穴是经验穴，取穴时令患者掌心向上半握拳，其中指和无名指指尖在手心连线的中点即是本穴，本穴所在部位为手厥阴心包络经所循行的部位，具有泻心火、止疼痛的作用，用本穴治疗火邪上冲的牙痛效如桴鼓……"

学员们听后一齐点头，这一实例也大大增强了他们用针灸疗法治病的信心。

十、便血非皆痢　求因出奇迹

1974 年秋天的一个上午，刚上班，只见几个人抬着一个病人来到我的诊室前。一位中年男子说："刘医生，我母亲病几天了，在大队卫生室输水，打针未见效，今儿抬来请你给看一下，看看还能治好吗？"

经询问：患者于三天前觉腹痛，后解血性大便，日解 7~8 次，大队卫生室诊为"菌痢"，经用药不效而来我处诊治。

刻诊：患者呈急性病容，神呆，面色㿠白，腹胀痛，肌肤灼热，时欲呕，四肢乏力，就诊时又解血性大便一次（约 300mL），舌苔薄微黄，脉细数。体温 40.2℃。查体：腹膨隆，肝脾未满意触及，脐周压痛明显，心率 120 次/分，律齐，双肺（—）；腹透（—）。查血：血红蛋白 11.6g，红细胞 40×10^{12}/L，白细胞 8.0×10^9/L，中性 0.76，淋巴 0.24。大便常规，血性便。镜检：红细胞＋＋＋，血压 120/70mmHg。根据脉症，乃热蕴下焦，毒腐肠管所致；拟清热解毒、化腐生新为治；宜黄连解毒汤出入：黄连 10g，黄柏 15g，丹皮 12g，黄芩 15g，二花 20g，蒲公英 30g，生地榆 30g，白及 30g，白芍 20g，大黄 5g，三七参 10g。一剂水煎服。药后热渐退，精神好转，解血性大便一次但量较少。药症相符，效不更方，先后共服五剂后临床症状及体征消失，大便镜检（—），要求出院，给带药 2 剂以巩固之。

有一天医院召开大队卫生人员会议，散会后曾给上述病人治病的张医生找到我说："刘医生，我上次转来的一位老太太是什么病？你用的是什么药，几天就好了？"

"此病现代医学称为急性出血性坏死性肠炎。其病变部位在小肠。病理上以急性出血性坏死性炎症为特征。临床上以腹胀腹痛，便血和呕吐为主要表现。本病病因不明，有人认为是一种特殊的病原体引起；亦有人认为本病的发生是因人体对某种病原体及毒素起变态反应所致。祖国医学则认为本病是热蕴下焦，毒腐肠管所致。其认识基本上和现代医学相符，故用其有清热解毒、化腐生新的黄连解毒汤而获效。"

"看来今后还要多多学习中医知识才行。"

十一、抗痨致肝损　疟腮因病毒

1974 年秋天的一个上午，刚看完几个病人，诊室又进来一位瘦高个的中年男子。我抬头一看，原来是我表侄德荣。

"德荣，两个月没见到你，怎么瘦成这个样子？"

"表叔，自从那次和你分别后我就病了，天天发低烧，咳嗽少痰，有时痰中带血，倦怠乏力，胸痛，咽干口燥，用药无效。后经徐州市某医院摄片诊为右上肺结核，建议注射链霉素，但因链霉素奇缺，只好口服异烟肼。现在病情加重，咳嗽时几乎口口带血，我很害怕，今特来找你看看，能否买点链霉素用一疗程……"

"口服异烟肼要定期检查肝功能，因为异烟肼对肝细胞有损害。"

"我现已用过一个多月了，也没有检查过肝功能，今天我已吃过饭了，肝功能没法查了，过几天我再来查行吗？"

"行！现在链霉素比较紧缺，医院每天发给我 3g 链霉素，500 万"青霉素。今天你既然来了，又必须用链霉素，我先给你一星期的量，你看行么？"

"行！"

一周后，德荣如约来到我的诊室。见面便说："表叔，我用过一星期的链霉素后低烧、咳痰带血均减轻。可是问题又来了，现在不想吃饭，小便发红染地，全身皮肤发黄并逐渐加深……"

"这是异烟肼的毒副反应，上次让你查肝功，但因你吃过饭没有查，这次可吃饭吗？"

"我特意没有吃饭来查肝功能的。"

查肝功能结果：GPT180"、GOT120"、总胆红素 > 78μmol/L、直接腥红素 36μmol/L、间接腥红素 17μmol/L。

"德荣，你的肝脏已受到损害了，先把异烟肼停掉，我给你开一星期的链霉素，再给你开几副保肝的中药好吗?"

"表叔，我相信你，你看怎么治好就怎么治!"

先后经用链霉素 1 个半月的注射治疗，又服 20 多剂以百合固金汤合茵陈汤加味的中药后，临床症状消失，肝功能正常，经摄胸片示："右上肺钙化灶。"遂停药。

不久的一天上午，德荣又带来了一个八、九岁的男孩来到我的诊室。

"表叔，我的病已经好了。亏你给我用了这么多的链霉素及中药。我儿子患腮腺炎三天了，经用西药不效，现在发热头痛，吃饭张口时两颌疼痛，今特来让你给看一下，能否开几剂中药吃吃……"

察舌诊脉后，我便以普济消毒饮出入：黄芩、黄连、元参、甘草、牛子、升麻、连翘、江蚕、橘红、薄荷、柴胡、板蓝根、桔梗、大青叶。五剂水煎服，日一剂。

德荣给儿子拿好中药回来说："表叔，我的病怎么好得这么快?"

"你这病中医叫痨瘵，正如《明医杂著·痨瘵》云：'男子二十前后，色欲过度，损伤精血，必生阴虚火动之病，睡中盗汗，午后发热，时时咳嗽，倦怠无力，饮食少进，甚则痰涎带血，略吐出血，或咯血，吐血，衄血，身热，脉沉数，肌肉消瘦，此名痨瘵。最重难治，轻者必用药数十服；重者期以岁年。然必须病人爱命，坚心定志，绝房室，忌妄想，戒恼怒，节饮食以自培其根，否则虽服良药，亦无用也。'我给你用的是百合固金汤合茵陈汤。百合固金汤滋阴润肺，正合你的病情，方中百合、麦冬、润肺生津，元参、生地、熟地滋阴清热、当归等药濡润养血，橘皮、甘草、贝母清肺化痰止咳，白及补肺止血。而茵陈蒿汤是针对你肝脏因服异烟肼受损而用的；再加上肌注链霉素、平时调养又好，所以用药不多而收效甚佳。"

"表叔，我儿子的这个病有大碍吗？"

"你儿子患的是痄腮，是因感染风温病毒引起，病毒由口鼻而入，四季都可发生，而以冬春两季较为多见，发病以学龄儿童为多。12岁以上的男孩，患病后可兼见睾丸红肿，一般预后良好，个别严重者，可影响成人后生育，一定要注意。我给他开的是普济消毒饮，具有清热解毒、疏风散邪的作用。对治疗痄腮疗效颇佳。方中黄连、黄芩苦寒泻心肺这热为君；元参苦寒、橘红苦辛、甘草甘寒泻火补气为臣；连翘、薄荷、牛子辛苦而平；板蓝根甘寒；马勃、江蚕苦平消毒、散肿为佐，升麻、柴胡苦平，行少阳、阳明二经之阳气不得升；桔梗辛热为舟楫，不令下行为使也。"

"表叔，我相信你的！先让他吃了这几副看，好了就算，不好我再来……"

十二、肝郁胃热致乳痈　健脾降逆治恶阻

1975年5月的一天上午，四姐和一个年轻女子来到我的诊室。

"四姐有什么事？"

"我侄媳害奶四、五天了，在家输液、打针效果不显，今特带她来让你给看看，是否给开几副中药吃吃。"

刻诊：患者发育正常，右乳房红肿热痛，触之有硬块，压痛较明显，发热恶寒，四肢乏力，体温38.6℃，苔黄腻，脉弦数。此乃肝郁气结，胃热壅滞所致，拟舒肝解郁、清热解毒为治，宜栝楼牛蒡汤出入；栝楼仁20g，牛蒡子12g，天花粉15g，黄芩15g，栀子12g，连翘12g，皂角刺10g，二花20g，甘草12g，陈皮12g，青皮12g，柴胡12g，公英30g，郁金15g。五剂水煎服，日一剂。

二诊时，病人说："刘医生，我用了你开的五剂中药病去大半，现已不发热了。为什么用了几天的西药效果不明显呢？"

"这可能是你的心太急了，俗话说：病来如山倒，病去如抽丝。你只用了三四天西药觉得效果不明显，又接着用中药，只所以用了中药起效快，一方面可能是前面的西药发挥药效了，另一方面中药也起效了，两效相加，病好得特别快。我看你再吃几剂一下把它治好……"

正谈话间，门诊又来了两个女人，一老一少。年长者说："这是我小儿媳妇，现有喜 3 个月了，不能吃，食入即吐，全身无力，你看可有什么好办法治疗？"

"这要根据她的具体情况用药，才能达到预期的目的。"

经询问，患者说："现已停经 3 月余，在停经 40 天左右就出现择食恶食，有时还能少进食稀饭、面条之类，当时认为是正常情况，可能过了一段时间就会好的。直到现在不但没有好，而且呕吐一天比一天加重，吐出物有清水，四肢乏力，嗜睡，实是不得已才来找你……"

刻诊：患者发育正常，形体消瘦，面色萎黄，精神萎顿，不思食，时呕吐清涎，苔薄白，脉缓滑无力。根据脉症，乃脾胃素虚，冲脉之气上逆所致；拟健脾和胃，降逆止呕为治，宜香砂六君丸改汤；党参 15g，云苓 15g，炒白术 12g，甘草 12g，陈皮 15g，半夏 12g，木香 12g，砂仁 10g（后下），生姜 3 片，大枣 5 枚。五剂水煎服，日一剂。药后病去大半，药症相符，守法再进，先后服 15 剂告愈。

过了一个月左右，患者婆婆因头痛来找我治疗，看完病她说："刘医生，别人恶阻十来天就过去了，我儿媳妇怎么这么长时间也不好？你怎么只给开了十五剂药病就完全好了？"

"妊娠早期出现恶心呕吐，头晕厌食，甚或食入即吐，称为恶阻，又称妊娠呕吐。有人也称'子病''儿病''食病''阻病'等。一般来说只是妊娠早期的常见病，有的不治自愈，有的须治病才能全愈，也有个别人直到产后才能病愈。这个病是由脾胃素虚，孕后血盛于下，冲脉之气上逆，胃气不降，反随逆气上冲，是以呕吐不食，或食入即吐。脾胃虚弱，中阳不振，浊气失降，故呕吐嗜睡；舌淡苔白，脉缓滑无力亦是脾虚胃弱之症。方中四君子汤健脾胃、和中气；砂仁、生姜、半夏温胃降逆止呕；陈皮、木香理气行滞；大枣补脾。全方补脾胃之虚，降上逆之气，故呕吐得止。"

十三、麻毒内陷为逆证　升麻葛根汤效灵

1975 年春，我们地区麻疹大流行，患麻疹的儿童不计其数，医院病房住满了麻疹并发症的患儿，全院医务人员忙得不可开交。一天下午刚上班，公社妇女主任王主任来到我的诊室。她说："刘医生，我家老四出麻疹，

不知怎的今天疹点不见了，全身发青，你能否去给看一下……"

我随她一道去了她家，只见一个八九岁的男孩躺在床上，面潮红，呼吸急促，体温39.2℃，我诊脉察舌后对王主任说："你这孩子是麻疹逆症，病情危重，须赶快转到县人民医院治疗，以防不测……"

"现在家中就我一个带几个孩子，他爸在外地工作，要不你先给开副中药吃一下，我打电话让他爸回来再说……"

我思考片刻，给患儿开了一张处方，让她先拿2剂，回来急煎服，每隔两小时服药一次，另用芫荽煎水洗澡。

第二天早上七点我又到王主任家去看患儿，只见患儿在床上吃饭，面色也不潮红，全身又现疹点，偶有咳嗽，别无不适，脉舌也较昨日好转，体温37.8℃。既然药症相符，守法再进两剂，服药后病就渐渐全愈了。

几天后王主任到医院看一位朋友，她见到我便问："刘医生，我家老四你给用的是什么药？效果怎么这样好！"

"你家孩子在生病期间，可能起居不慎，以致麻毒内陷，如此时治疗不当后果可能不堪设想，所以我当时让你转院治疗。我给孩子开的是升麻葛根汤：方中升麻与葛根配合，不仅解肌清热，而又最能透疹；且升麻与甘草配合，善于解毒，白芍与甘草配合，功善和营。药虽四味，但却包含着发表透疹、和营解毒的作用。加之芫荽洗澡也起到透疹的作用，因此用药不多，但效若桴鼓……"

"中医药真是祖国医学的伟大宝库！"她点头说。

十四、阴虚阳浮高热出汗　当归六黄效若桴鼓

1975 年 5 月 9 日下午临下班时，杨医生约我到他家喝酒。我们俩个在酒菜备齐后便推杯换盏，兴趣正浓时，听到有人敲门。杨医生把门打开后进来了一位中等身材的中年男子，杨医生让他坐下喝酒。

"杨医生，我儿子两个月前劳动后受凉，当夜即发高烧，村卫生室给用药后微汗出，热稍退，继之高热又起，出汗也增多，体温最高达 40℃，经用两天药后病无好转就到县人民医院住院治疗。住院期间先后查了血常规、肝功能、肥达氏反应、X 光摄片、骨髓穿刺等检查，说是'败血症'，先后用了青霉素、红霉素、氯霉素、四环素等共治疗 20 天，病情依然。因家中无钱继续治疗而出院。这几天高烧已超过 40℃，虽然全身大汗淋漓，但热也不退，听说县医疗队来我们医院，我又带他来公社医院住院治疗，这又住了七八天了，我看还是那样，真把我急死了。杨医生你看可能想个什么好办法？"

"老李，不要着急，明天让我这位师兄给你开几副中药吃吃看?"

我说："他儿子是住院病人，我不能随便给他开药，等明天查房时让主管医生写个会诊单，我便可名正言顺地给他开药了。"

第二天上午八时许，老李来到我的诊室，他把会诊单交给了我，我打开一看，上面写着:

中医科:

303床李荣华患败血症，经住院治疗病情好转，惟高烧持续不退、出汗、贫血，请中医科会诊。"

此致

　敬礼

内科

五月十日

我和老李一道来到303床边，只见一个小伙子躺在床上，面色㿠白，精神萎顿，说话无力，自汗，动则气急，纳谷不香，苔薄质淡，脉沉细，体温39℃。遂以当归六黄汤出入：当归12g，黄芪20g，黄柏15g，黄芩15g，黄连10g，生地15g，熟地12g，制龟版20g，知母12g，太子参30g，地骨皮30g，银柴胡12g，一剂水煎服。药后热渐退，汗大减，药症相符，守法再进一剂。

三诊时，热退汗止，纳增，面色略红润，守法又进六剂，临床症状消失而出院。

一天下午杨医生到我的诊室说："大师兄，那个高烧出汗的孩子你给用的是什么药？效果怎么这么好？"

"根据病人的脉症，病属气血双亏，阴虚阳浮所致；拟调补气血，滋阴潜阳为治；方用当归六黄汤出入。本案初起为外感风寒之实证，但因用药不当，使出汗过多伤及阴阳。经云：'阴在内，阳之守也；阳在外，阴之使也。'今阴阳具虚，阴不敛阳则汗出，汗愈出则阴愈虚；阴愈虚，则虚阳更加浮越，故出现了高烧出汗之症。方中熟地、当归滋阴养血，壮水之主以制阳光；黄连、黄芩泻心肺之火；黄柏泻相火而坚阴；黄芪、太子参益气固表；龟板、骨皮、银柴胡滋阴清热。"

十五、临床罕见的血尿病　知柏地黄汤建奇功

1976 年淮南下放我院的医务人员陆续返回，高医生是最后走的一个。他是 20 世纪 50 年代毕业于上海第二医学院的高才生，分配到淮南市第二矿工医院工作，平时工作认真负责，业务能力比较强，下放我院后主持西医内科。临行前他跟医院胡院长说："胡院长，我走后医院内科力量就减弱了，我给你推荐一个人，你看怎么样？"

"你推荐谁？"

"中医科的刘医生，他人年轻，业务能力也不错，人又聪明，你让他到蚌埠市第三人民医院内科进修一年

西医，回来后你把西医内科交给他，他一定能胜任……"

"我先给他谈谈，征求一下他的意见后再定。"

一天晚饭后我出去散步，路经胡院长门前时，他叫住了我。"淮南下放的几位医师都回去了，西医内科力量削弱了，经院务会研究决定，让你到蚌埠市第三人民医院进修一年西医内科，你同意吗？"

我想，我在学校上学时本来安排学习一年西医，但由于"文化大革命"的原因，西医未能学成，这次进修是一次好机会，便说："我同意，你看什么时候动身？"

"你先准备一下，近日就可去报到！"

5月8日我到蚌埠市第三人民医院报到，被分配到中西医结合的三病区，每周一、三均有中医查房。当时三病区的中医是蚌埠市有名的胡蝶飞老先生，他不仅在蚌埠市甚至在整个淮北地区也比较出名，在三院的威望也相当高，每天他上门诊病人都要排长队。可惜的是他家的后人没有学习中医的，只有一个孙女在蚌医上学，现在三院三病区实习，和我在一个小组，我们共管10个病人，每天都跟李主任查房。上班不久，门诊收来一个拟诊为"阵发性睡眠性血红蛋白尿"的男病人，住在我管的8床。经过一周的治疗，没有什么明显的效果。一天查房时胡娟娟向李主任建议道："这个病人已入院一周，经用药效果不十分理想，可否给开几副中药试一试？"

"你爷爷这几天生病没有来上班，怎么开中药？"

"刘医生是中医学院毕业的，先让他给开几副中药吃行不行？"

李主任点头应允后，我给病人诊脉察舌后，便以知柏地黄汤出入开了3剂。经服药3剂后病人临床症状大有好转，既然药症相符，守法又进3剂。一周后病人症状基本消失，胡老也来上班了。在他查房查到8床时，胡娟娟便把病人的病情及治疗经过详细地向他作了汇报。他听后翻阅了病历，说道："这个病人的中药是谁开的？"

娟娟说："中药是这位刘医生开的，有什么问题吗？"

"这个方子开得很好，君臣佐使分明，年轻人很有前途……"

"爷爷，刘医生是安徽中医学院毕业的，现在已经工作七八年了……"

"这个方子一般医生是开不出来的，科班出身就是科班出身……"

一天我和胡娟娟同值夜班，她说："刘医生，8床这个病人用了一周西药不效，而你给用了三剂中药就见效，一周下来就基本全愈了，这道理在哪儿？你能说给我听听吗？"

"这种病我在农村遇到了好几例，均用这个方子治好了。所以这个病人住院后我心中就有数了，很想用中药试一试，恰巧这几天你爷爷生病，你又向李主任推荐了我，我也就用这个方子治一下，果真有效。我还要感谢你呢!"

"你能把你遇到的这种病的典型病例说给我听听吗?"胡娟娟用乞求的目光看着我。

"五年前的一天上午，门诊来了一个神色惊恐的中年男子。他说：'我这十余日每天睡觉醒后即解棕色小便，活动后再解小便就清了。村卫生室以膀胱结石引起的血尿给予治疗，但效果不显。我觉这病比较奇怪，于是整夜不睡，小便无异常变化，白天因困极而眠，醒后仍解棕色尿，于是来找我就诊。'当时他觉头晕眼花，腰膝酸软，四肢乏力，纳谷不香、苔薄质稍淡，脉细弦。查体：心肺（一），腹软无压痛，肝脾未扪及。查晨尿：酱油样尿。镜检：尿蛋白＋＋＋、白细胞＋、红细胞＋＋＋。遂以知柏地黄丸改汤出入：黄柏、知母、山药、丹皮、云苓、泽泻、熟地、山萸肉、地榆炭、瞿麦、草解、旱连草、栀子五剂水煎服。药后小便正常，药症相符，守法再进五剂以巩固之。直到现在也未见小便异常。"

"刘医生，你能把这个病的病因病机说给我听吗?"

"阵发性睡眠性血红蛋白尿现代医学认为：是一种

少见的，原因不明的慢性溶血性贫血，可伴有与睡眠有关的间歇性血红蛋白尿发作和血细胞减少症。目前认为本病与细胞的内部缺陷或膜的异常有关，对本病的治疗尚缺乏特效的治疗方法，大都采用支持疗法和对症治疗。祖国医学认为本病属'血尿'范畴。病因是阴虚火旺，灼伤络脉所致，拟采用滋阴降火、凉血止血疗法。而知柏地黄汤恰具这种作用，故用治本病效如桴鼓。"

转眼进修已结束。一位在三院工作的老同学说："你不要回去了，留在三院工作吧。"

"不！我们医院为培养我花了不少钱，我一定要回去为那里的广大病员服务。更何况我妻儿老小均在农村，我也要为他（她）们尽到我应尽的责任……"

十六、痛经分虚实　用药各不同

1976年春的一天上午，刚看完病人，供销社的尹主任来到我的诊室。她说："刘医生，我妹妹身上痛得死去活来，请你去给看一下……"

我随她一道来到她的家，只见床上躺着一个20岁左右的女子，面色㿠白，满头是汗，蜷曲在床上，呻吟不已。经询问：她15岁初潮，初潮时经色量均正常，只是来潮前小腹隐隐作痛，经后疼痛也就自行消失了。近一年来，每于经潮前小腹疼痛逐渐加重，口服止痛剂无效。

刻诊：患者发育正常，面色㿠白，痛苦貌，满头及全身出冷汗，四末不温，下腹部绞痛呈阵性发作。发作时连及腰背，难以忍受，抱腹呻吟，经量少，色暗有块，苔白厚，脉沉紧。宜少腹逐瘀汤出入：当归12g，赤药20g，川芎12g，炮姜10g，肉桂10g，炒小茴15g，元胡15g，附片5g，郁金15g，制乳香12g，制没药12g，炒五灵脂，1剂急煎服，并嘱用热水袋热捂小腹。

次日上午尹主任来到我诊室说："我妹妹昨天服了你开的中药后，精神好转，病去七八，请你再给开几剂。"

"既然药症相符，守法再进三剂。嘱下次经潮前一周来诊，估计两个月经周期就好了。"

尹主任走后，同室刚来的王医生说："刘医生，尹主任妹妹的痛经属于哪一类？你是用什么方法给她治疗的？"

"《景岳全书·妇人规》云：经行腹痛证有虚实。实者或因寒滞、或因血滞、或因气滞、或因热滞；虚者有因血虚、有因气虚。然实病者，多痛于未行之前，经行而痛自减，虚痛者，于经行之后，血去而痛未止。或血去而痛亦甚。大都可按可揉为虚，拒按拒揉为实。有滞无滞，于此可察。但实中有虚，虚中有实，此当于形气禀质兼而辨之，当以察意，言不能悉也。《医宗金鉴·妇科心法要诀》也说：凡经来腹痛，在经后痛，则为气血虚弱，经前痛，则气血凝滞。若因气滞血者，则多胀满，因血滞气者，则多疼痛。更当审其作胀痛之故，或因虚，或因实、因寒、因热而分治之。本例属原发性痛经，现代医学认为其属于子宫内膜和血液内前列腺素增多，引起子宫强烈收缩，导致宫腔内压增高及子宫平滑肌缺血而产生剧烈性疼痛，这是造成本病的主要原因。祖国医学认为，寒滞肝脉，经血受阻所致；拟疏肝散寒，调经止痛为治；宜少腹逐瘀汤出入。方中炮姜、肉桂、温经散寒；当归、川芎、赤芍养血活血以行其瘀；元胡、灵脂、乳香、没药调经以止其痛；附片温壮阳气而运其气血；郁金疏肝解郁。药中病所，其疾霍然而去。"

此后病人按嘱服两个周期后病告全愈。

十七、臌胀疑难病　气血水要明

1977年夏天的一个中午快下班时，朱院长对我说："刘医师，下班后到我家去，有事和你商量一下……"

下班后我直奔朱院长家，一进门只见客厅里坐着四五个人，只有卫生局赵局长我认识，别人我均不认识。和赵局长等人打过招呼，我便坐在靠门的一把空椅上。

赵局长说："刘医师，这是朱局长，这是他的儿子朱卫，这是刘局长，这是他的儿子刘兵，二位局长想让他们的儿子跟你学习中医，你可要好好地教啊！"

"赵局长，既然是你介绍来的我没有意见，只不过中医是比较难学的，在以后的学习中，他们要加倍努力，我也尽力而为……"

通过几个月的学习，朱卫和刘兵进步得也很快，他们在学习中遇到了什么问题，马上就提出来，我也一一给予解答。

转眼春节假期结束，大家都来上班了。有一天刚上班，门诊来了一个大腹便便的中年男子。他说："刘医师，我患肝炎已有六七年了，由于家中经济困难，始终只是治治停停，停停又治，直到春节前出现腹胀、纳差、呕血而在县医院住院治疗，经诊为'肝炎后肝硬化腹水'，给予治疗后呕血止住了，但腹水没有完全消失，因无钱就出院了……"

刻诊：患者发育正常，五官端正，形体消瘦，慢性病容，胸颈部有多个蜘蛛痣，腹膨隆，青筋暴露，双下肢呈凹陷性水肿，纳差乏力，肝未满意触及，脾在胁下三指、质中、腹中有移动性浊音，苔薄白、脉细弦。根据脉症，属肝病及脾失健运、水湿内停，久病入络，络瘀血瘀所致；拟疏肝理脾、活血化瘀，淡渗利尿为治；宜自拟的芪术三甲汤出入：黄芪 20g，炒白术 12g，党参 15g，郁金 15g，丹参 30g，云苓 15g，泽泻 15g，煅牡蛎 30g，制鳖甲 20g，桑白皮 30g，大腹皮 30g，炒麦芽 30g，炒苡米 30g，茵陈 20g，黄芩 15g，五味子 10g，内金 15g。十剂水煎服，日一剂。

二诊时诸症大减，药正相符，守法又进 20 剂，临床症状基本消失，又以前法稍式出入先后共进 100 余剂，临床症状及体征消失而停药。

次年午收后病又发作，究其因，病愈后无钱调理，加之自己是家中主要劳动力，还必须下地干活挣工分以养家小。目前家中最值钱的东西也就是一辆旧平板车，顶多也只能卖一百三四十元，还能够治疗一段时间。经诊察仍以芪术三甲汤出入治疗，经治月余，病又缓解，后改汤为凡以巩固之。

刚过中秋，我的诊室又来了一位形瘦腹大的中年妇女，经询问："患肝硬化腹水一年余，因家中无钱，一直在家用土法治疗。昨晚解柏油样大便、时干呕、尿少，今特来治疗。"

刻诊：患者发育正常，慢性病容，腹大如鼓，腹壁青筋怒张，胸颈部蜘蛛痣 10 余枚，双下肢凹陷性水肿，肝掌，月经三个月未潮，纳差，动则气急，苔薄白，脉细弦。根据脉症，属肝病及脾失健运，水湿内停，久病入络，络瘀血瘀所致；宜芪术三甲汤出入，先后共服上方 80 余剂，临床症状消失而停药观察。

近一年来在门诊看肝硬的病人有数十人，他们大都为中青年人，也大多是因肝病失治而成。反复考虑如何能使他们尽早地恢复健康，关键是如何解决治疗经费问题。恰巧一天上午区里几位领导来医院指导工作，中午朱院长留餐，餐桌上我说："任书记、许区长，您们几位领导都在，近来我发现我们地区肝炎病人特别多，有些人因无钱不能及时治疗而发展成慢性肝炎、肝硬化腹水，有的失去了生命，他们大都是中青年人，看政府部门能否从救济款中拨出五百元给我作为基金，专门设立肝病病房，对他们进行详细的观察治疗，以此解决经济特困难病员的燃眉之急……"

区政府几位领导当场拍板，让马秘书写条由区财政所支付给医院五百元。后来我利用此款设立了肝病病房，先后收治十多位肝病病人及肝硬化病人，经我精心治疗，他们不久即返回生产第一线。

在一个集日的下午，我给学员们讲课。朱卫说："刘老师，据我所知，肝硬化腹水相当于祖国医学的'鼓胀'，它属于祖国医学四大疑难症之一，治疗起来比较棘手，而你用自拟的芪术三甲汤治疗本病效果相当好，这是什么原因？"

"'鼓胀'在历代各家方书中有许多不同的名称，如'水蛊''蛊胀''膨亨''膨胀''蜘蛛蛊'等。《景岳全书·气分诸胀论治》说：'单腹者，名为鼓胀，以外虽坚满、中空无物，其像如鼓，故名鼓胀。且肢体无恙、胀唯在腹，故又名为单腹胀。'其成因：《丹溪心法》《景岳全书》则认为情志抑郁、饮食不节或饮酒过多，都是导致鼓胀发病的原因。概言之，其病因主要是：饮酒过多、饮食不节、房室劳倦、情志所伤、血吸虫感染等因素所致。其分类前人根病因病机而有'气鼓''血鼓''水鼓''虫鼓'之称。但气血水三者每互相牵连为病，仅有主次之分，而非单独为病。正如《医碥·肿胀》篇所分析：'气、水、血三者，病常相因。有先病气滞而后血结者，有先病血结而气滞者；有先病水肿而后血随败者，有先病血结而后水随蓄者。'本病病因比较复杂，往往虚实互见，故治疗上宜以攻补兼施，或先补后攻，先攻后补为基本治则。我根据先贤的理论与实践，结合现代医学的影像学检查和生化指标，结合自己的临床实践，先后总结出治疗肝硬化的芪术三甲汤。方中黄芪有增强和调节机体的免疫功能，提高机体的抗病能力，同时又能保护肝脏，防止肝糖原减少，促进血糖和肝脏蛋白的更新、白术升高白蛋白，调节免疫，保护肝脏的作用亦为现代药理研究所证实。鳖甲既能抑制纤维组织的增生，使肝脾不同程度地回缩变软，又能提高血浆白蛋白。云苓能利水，对细胞免疫、体液免疫有促进作用。牡蛎能软坚散结，龟版能滋阴潜阳、补肾健脾。丹参有活血化瘀作用，可改善循环。泽泻具有利尿、抗脂肝的作用。麦芽是治肝病的要药，可增进食欲，消除腹胀。郁金有行气化瘀，清心解郁，利胆退黄的作用。诸药合用可起到疏肝解郁，活血化瘀，淡渗利尿的作用。故用治本病可使腹水消失，肝功能恢复，白蛋白升高，达到机体康复的目的。"朱张二学员表示认同。

十八、刺人中治气厥　用中药疗风温

1978 年 6 月上旬的一天上午，我正在给病人看病，门诊来了一个满头大汗的中年男子。他说："刘医生，请赶快救救我老婆……"

"病人在哪里？"

"门口床上的就是！"

走出诊室，门前软床上躺着一位 30 岁出头的女人。经询问："因和别人发生口角，俩人撕打在一起，胸部被人击一拳，随之倒地不省人事，呼之不应，亦不哭叫，随找人抬来治疗。"

刻诊：发育正常，面微红，瞳孔等大等圆，光反射存在，心肺（一），呼之不应，鼻息微弱，脉细弱。根据脉症，此乃郁怒伤肝，气机不畅所致；拟疏肝理气，通畅气机为治。

取穴：人中穴强刺激，病人遂之哭叫，长叹一声，一如常人。

当时围观者较多，许多人议论纷纷，有说"中邪"，有说："装的……"那个自称是她丈夫的人说："刘医师，这到底是怎么回事？"

"这个病叫气厥，是因气而起。我针的穴叫人中，它是督脉上的要穴。督脉'总督诸阳'，督脉的脉气和全身各阳经都有联系，且督脉行于脊里，上行入脑，脑又为神明之府，经脉的神气活动，都受脑管辖，因此脏腑所进行的生理活动都与督脉神气活动有关。人中穴对惊风、昏迷等有特效，所以用来治疗气厥收效极佳。"

约过半小时，病人自己起来自行回家。病人刚走，门诊又来一辆平板车，车上躺着一个十多岁的男孩，拉车人把孩子抱到我的诊室。

"刘医师，这孩子反复咳嗽四五天，在家用药不效，热也不退，咳吐铁锈色痰，有时气急，我和他妈都很害怕，特拉来请你给看看……"

刻诊：发育正常，面潮红，呼吸急促，精神萎顿，发热恶寒，时吐铁锈色痰，体温39℃，舌苔薄微黄，脉细数。心率88次/分，律齐，双肺可闻及湿性啰音，尤以右下肺为甚。查血：白细胞 $13.3 \times 10^9/L$，中性80，淋巴20；X光胸透示：右下肺大叶性肺炎。

根据脉症，此乃暑热伤肺，郁闭不解，酝热酿毒，损伤肺脏所致，拟清热解毒、宣肺开郁为治。宜生石膏30g，二花20g，黄芩15g，郁金15g，连翘12g，麻黄10g，菖蒲10g，娄仁泥15g，佩兰10g，清半夏12g。一剂急煎服。

药服一剂后，全身出汗，热渐退，诸证皆减，药症相符，守法再进，先后共治疗一周病愈出院。

出院时患儿父亲说："刘医师，我儿子是什么病？怎么用了这几剂中药就好了？"

"你儿子的病是'大叶性肺炎'，中医称'风温'，风温为阳邪，侵犯肺卫，肺失宣降，郁闭不解而成病。你儿子系风热郁肺，肺气闭阻，郁而化热酿毒，故起病急，发热恶寒。风温之邪，化热最速，易伤津液，故出现口渴引饮之症，阴伤甚，则见舌红苔黄腻。方中银花、连翘、生石膏、麻黄清热宣透；黄芩清热解毒，菖蒲、郁金、娄仁豁痰宣窍，解郁宽胸，止咳生津；佩兰、半夏清肺开胃、宣肺解郁、除湿化痰。但热退，诸症减轻，仍舌红少津，原方可加元参、石斛以达滋阴降火、生津之功。"

十九、透穴治面风　耳针疗呃逆

不觉朱卫、刘兵两人跟我学习已近三年了，他们两人在我的教育及个人的刻苦努力下，基本上达到了中专的水平，在辨证用药方面也较熟练地掌握了理法方药的治疗原则。青年人志在四方，他们于 1979 年冬又双双应征入伍，朱卫在杭州服役，刘兵在南京服役。转眼又是三年，他们俩又转业回到了灵璧。朱卫分到了卫生部门，后当了卫校校长，从事医学教育工作；刘兵分配到粮食部门，后任某镇粮站站长……

朱卫和刘兵入伍不久，卫生局又派一名叫黄知的人跟我实习，他原有中医基础，是 1979 年我省招收的 500 名中医之一。他的中医基本功比较扎实，学习也很用功，对中医四大经典著作的重要章节都记得很熟，同时跟师学习时也很喜欢提问题，我也十分欣赏他的这种学习态度。

一天上午刚上班，银行的赵会计和一名中年妇女来到我的诊室。赵会计说："我婶子患面肌痉挛好几个月了，先后去了徐州、蚌埠等地的多家大医院看过，但用药均未见好转，近来病情还在加重，影响视物和说话，今特带她来找你给看一看，看有什么好法解决她的苦恼……"

"这种病治疗起来比较棘手，能否治好？还是两可之间的事……"

"上次我的病这么重，你不就一针给治好了！"

"你的病和她的病不同，年龄也不一样，要不我就给治治看……"

刻诊：患者右口角连及右眼睑每隔 3 ~ 5 分钟抽动一次，一次抽动 20 ~ 30 次即停止，伴右面部麻木，舌苔薄白，脉小弦。根据脉症，属肝郁化火，伤阴生风，脾虚不运，肌肉失养所致；拟疏肝解郁，补脾益胃为治；宜取穴：颊车（患侧、下同）地仓两穴互透；赞竹透丝竹空；丝竹空透鱼腰；强刺激，留针 15 分钟，每隔5分钟捻转一次。先后共治疗15次，临床症状消失而停针。

一次讲课时，黄知问："她这病中医叫什么病？你为什么选用这几个穴位？"

"面肌痉挛是西医名称，现代医学除施行面部神经部分切除术外，药物疗效不错。祖国医学认为本病属'瘛疭'范畴，因肝主筋、藏血，脾主肌肉、统血，若郁怒、久病等均可使肝郁化火，伤阴而生风；肝木克伐脾土，脾虚不运，气血不生而使肌肉失养，筋脉瘛疭而抽动不已。又脾胃互相表里，故病变多表现在足阳明胃经。因阳阴经绕口唇，上面颊、抵眼部、故面肌痉挛多发生在眼轮匝肌、面轮匝肌，其均为脾所主，所以本病本在肝脾，标在阳明、少阳。根据阳明在前，少阳在侧的循行规律，病变多在阳明，故以阳明经穴为主治疗本病而获效。"

"刘老师，赵会计说他的重病你一针就治好了，他是什么病？用的是什么穴？"

"赵会计发病前五天酒后受凉，出现全身不适，尔后即出现呃逆，呃声频作而声高，影响睡眠、饮食和工作。经用中西药不效而来我处就诊。"

刻诊：呃声频作而声高，每隔3～5分钟发作一次，每次10余声，很是痛苦，但无发热及其他不适感。根据症情属寒邪阻遏于中，肺胃之气失降反而上逆所致；

拟调畅上冲之逆气为治。取耳穴膈，强刺激，每5分钟捻转一次，待捻针三次后呃逆即止，遂起针。

"膈穴这么灵？"

"2000多年前，在《内经》中就有关于耳与脏腑经络相联系及在耳廓针刺能治病的论述。《脉绝篇》云：'耳者、肾之官也，南方色赤，入通于心，开窍于耳。'《疾病篇》云：'耳者、宗脉之所聚也。'《针刺篇》云：'手足少阳、太阳、足阳明之经皆会于耳中。'由此，可以看出耳与脏府经络的关系，且耳是倒立的人的缩影。根据人体内脏在耳壳上的分布，膈在耳轮角上；再根据经络循行的部位及主病，故取膈穴治疗呃逆而获奇效。"

二十、贪凉险送命　白虎立大功

农历5月28日的灵城古会已有数百年的历史。古会期间除本地商贾外，上海、杭州、南京、徐州、开封、蚌埠及周边各县的商贾也会到来，古会上货物齐全且便宜，货物之多可谓琳琅满目。加之会期在午收之后，农民也没有什么大事，男女老少都想进城来饱饱眼福，尤其是青年人更是如此。

1980年灵城古会的第二天下午五时许，我的诊室跑进一个满头大汗的中年男子，气喘吁吁地说："刘医师，快救救我的女儿吧！"

"你别急，病人在哪里？"

"我先跑来的，他们马上就到。"

我和他一道站在诊室门口等候病人。五分钟后，只见四个人抬着一张软床飞快地向我们奔来。他们放下软床，我近前一看，床上躺着一位二十五六岁的青年女子，面潮红，呼吸急促，处于昏迷状态，全身肌肤灼手，满身及头面部全是痱子，呼之不应，瞳孔等大等圆，光反射存在；双肺（一），心率 92 次/分，律齐，口唇焦干、苔薄微黄、脉数。体温 40.2℃。

问其发病原因？其夫说："新产 20 天（孩子已死）夫妻俩昨日去灵璧赶古会，因天气燥热，贪凉而食冰棒和西瓜，回来当夜即发热，经村卫生室治疗热未退，今日上午又请××老中医治疗，诊为'产后受凉'，给开中药二剂，让其服药后盖被发汗，并嘱将门窗紧闭，以防透风影响发汗。服药三小时后即出现上述情况，立即找人抬来就医……"

根据脉症，此乃伤暑所致，拟清热解暑为治，宜白虎汤出入：生石膏 500g，粳米 30g，知母 12g，藿香 12g，甘草 12g，牛角丝 10g，竹叶 10g。一剂急煎灌服并给支持疗法及物理降温。药后半小时全身微汗，热渐退。两小时后患者睁眼索要水喝，体温降至 38℃，再服二汁后，神志已清，体温降至 37.6℃。第二剂减石膏为 300g 煎服。次日清晨查房时患者已清醒如常人，体温 37.2℃，再减石膏为 100g 再进一剂以巩固之。第三天下午病愈出院。

黄知说："刘老师，这个病人的病这么重，你用是什么药效果这么好？"

"我用的是《伤寒论》中的白虎汤。原方为伤寒、脉浮、表里俱热而设。该病人因新产体虚加之饮冷而致病，恰逢暑天，少用祛寒剂即可，而某医不但给予祛寒之重剂，反而加被令其出汗并紧闭门窗致使病人中暑。《集验良方》云：'白虎汤治中暑欲饮水，身热头晕、昏晕。'故用之治疗中暑效若桴鼓。"

二十一、主任道病因　中药治银屑

濉河发源于濉溪，它的支流奎河发源于徐州，数百年来它担负起宿徐两地区的灌溉和排涝任务，养育了两岸数百万人民群众。由于工业化的进程日益加快，工业废水及生活污水均流入了濉河，致使河水污染日益严重，水中的鱼虾几乎绝迹。两岸附近的人畜饮用水几乎100％的不合格，顺风下面 1 公里内也能闻到刺鼻的臭味。两岸人民消化道肿瘤发病率也逐年上升，危及了人民群众的生命安全。因此，求治者也逐渐增多，为满足广大病员的治疗需要，医院于 1981 年下半年派我到上海中医学院附属龙华医院进修中医内科一年。进修期间，在自己的努力下，抽出空闲时间到上海中医学院图书馆及上海中医药学会查找有关方面的资料，一年来共积累了有关肝病、妇科病、不孕（育）症及消化道肿瘤治疗方面的资料十万余字，给后来的治疗工作打下基础。

一个星期五的晚上，和几个宿县地区同在上海进修的同学一道到上海中医药学会会议室听戴自英教授讲"抗生素的临床应用"的报告。会议结束后在会场门口遇到了华山医院消化科的几位医师。王医师说："老刘，你的病现在如何？你来这儿干什么？"

"自出院后身体一直很好，1981 年 8 月我又来龙华医院进修，今日来听学术报告，在此碰到了你们，真是三生有幸啊！"

回到宿舍后，同宿舍的唐医师说："你患什么病在华山医院住院？"

"去年国庆节时几个人聚餐，多饮了几杯后就发热、咳嗽，经用药后热退咳止，唯时觉胸闷不适，经拍胸片示：'右膈肌抬高致右乳房处，当时拟诊为肝脏占位。'而来上海就医。先后看了六家医院，有五家均诊为肝Ca，最后在华山医院住了一个多月，先后做了 B 超、同位素扫描及生化检查，均未发现有肝 Ca 的指征，最后让做肝动脉造影。由于三次该我做造影时机器三次出故障，均未做成。后又请肿瘤科的高主任会诊，高主任查看了所有检查又询问了发病过程，最后说：'他这是生理性的膈肌发育不全'，这使我悬着的一颗心放了下来，不久就出院回家了。于是又来龙华医院进修……"

转眼到了 1982 年的春天。一天中午下班回上海市中医研究所宿舍休息。刚进大门，传达室的老汪叫我停下，他说："老刘，有你的汇款单!"我拿了汇款单后，他又说："刘医师，请教你一个问题!"

"你讲!"

"我患牛皮癣多年，先后在几家医院及皮肤病研究所治疗效果均不著，你可有什么妙招?"

站在我身旁的黄医师说："老汪，你这下可找对人了，他治疗这个病有独到的地方……"

"老汪，下午上班时到门诊找我!"

下午三点老汪如约而至。他说："全身出现大小不等的红色斑片，上有鳞屑，阵发性奇痒，入夜尤甚，抓之脱屑后露出粉红色嫩皮，且有渗血已 3 年余，虽经过多家医治疗效果均不明显。今年入春以来病情加重，较小的斑片连成大片，色粉红而肿，局部病灶上有脓性分必物，触之灼手……"

察舌诊脉后，用自拟的牛皮癣汤出入：白癣皮 20g，苦参 20g，荆芥 12g，防风 12g，虫衣 10g，菊花 12g，蒲公英 30g，当归 12g，红花 10g，白芍 20g，熟地 12g，薄荷 10g，车前子 30g。七剂水煎服，日一剂。另：白癣皮 50g，防风 30g，川椒 50g，明矾 50g。七剂，煎水外洗，日二次。

二诊时病情大有好转，药症相符，击鼓再进，先后共服40余剂，临床症状消失而停药。他先后介绍十余位牛皮癣患者来诊，除两位年轻女性疗效不满意外，其余病人均全愈。

一个周日的下午，在传达室门口又遇到了老汪，他说："刘医师，我用了这么多的西药均未治好我的病，仅吃了你开的40余剂病就好了，这是为什么？"

"中医和西医是两门不同的科学，各有所长，所以毛泽东主席提出'中西医结合'。你的病相当于现代医学的'银屑病'。祖国医学认为本病多由感受风邪，凝于皮肤，郁久化热，耗伤营血，生风化燥，致使皮肤失去濡养而发病。其表现症状有如钱币、有如点滴、有如地图等。对于本病的治疗，要针对风邪为患而用药，但要根据临床的不同表现，适当配伍方可奏效。如营血亏损生风，即'血虚生风'之谓，则在方中要适当配用养血补血之药。所以我用祛风活血、清热解毒之品治疗你的病而获效……"

"刘医师，我介绍的这么多人均治好了，为什么唯独两位女青年的效果不好？"

"药我是根据她们的病情用的，这是因为她们处于青春发育期，可能与内分泌及生理变化有关，因为病例太少，有待今后临床时进一步探讨……"

二十二、中药治慢肾　放血疗高烧

1981 年 6 月下旬的一个周日的上午，我和爱人一道去看望岳父母，在半路上遇到一位五十出头的男子拉了一车粮食。当时我下车就说："老许，你这是干什么的？怎么就你一个人拉车？"

"这是征购食，我拉到粮站去交的，因家中忙没有人，上级催得又紧，我只好一个人拉车来交粮食……"

"你的病这么重，好不容易给你治好了，你过于劳累病易复发，如果复发了治疗的效果就不像上次那么容易了，以后千万要注意劳逸结合……"

说罢，我和爱人一道上车走了。她说："你刚才和那位姓许的说话，他是什么病？你是怎么给他治好的？"

"这个人是慢性肾炎，反复发作已有 10 年，去年春天因扒河劳累病又发作，全身中度浮肿，腰酸乏力，尿少，在村卫生室治疗一周效果不佳，而又找我治疗。当时他慢性病容，轻度贫血，形体消瘦，全身呈现凹陷性浮肿，腰痛背凉，四肢不温，苔薄质淡，脉细弱。查尿：白细胞 +，红细胞 +，尿蛋白 + + +，颗粒管型少。根据病情，此为久病肾阳虚衰，水湿泛滥所致，拟温肾壮阳、化气利水兼以活血为治；宜真武汤出入：附片 30g（生煎半小时），炒白术 12g，党参 15g，干姜 10g，淫羊藿 15g，杞子 15g，桑白皮 30g，茯苓皮 30g，丹参 30g，桃仁 12g，益母草 30g。五剂水煎服，日一剂。药后病去大半。先后以上方出入共服五十余剂，临床症状消失，查尿（一）而停药。"

"这个病是什么原因引起的？"

"水液的正常运行是一个复杂的过程，是由多个脏器相互协调完成的，尤以脾肺肾三脏关系密切相关。肺居上焦，通调水道；脾处中焦，运化水湿；肾处下焦，蒸化水液；三焦又有决渎之权，使膀胱气化畅行，共同完成水液的吸收、运化、输布、排泄的全过程。这个病人肾阳虚衰，釜底无薪，不但肾失蒸化开阖之权，且肺失肃降之力，脾又无转输之力，致使水液运行障碍，水湿泛滥。釜底填薪为治本案之大法，故以真武汤温阳化气，动转水湿。因久病必瘀，故又加入活血化瘀的丹参、桃仁、益母草辈，正符合活血能治水之旨。"

到岳父家只有一支烟的工夫，只见一个青年女子抱着一个小孩来到我面前。她说："姐夫，我这孩子从夜间开始发热，给打过退烧针热也不退，有时抽搐，吓死我了。听说你来了，请你给看一看……"

她说完话把孩子抱在我面前坐下，我仔细地诊察病情后说："这孩子是夜间受凉引起的发热，我先给孩子在手指头放点血，看热能否退？退了就算，如不退的话你赶快到我们医院去……"

说罢，我掏出随身带的针灸针，用酒给孩子每个指头消了毒，我就将每个指头点刺出血，小孩号啕大哭了一气，不一会儿满头大汗，随之呼吸趋于平稳，热势渐退。

"姐夫，你的针灸真好，要是你早来了，我孩子也不会受这么大的罪，我也不会吓得这个样子……"

"针灸是我们祖先几千年来从生活中总结出来的经验，它确实能达到立竿见影的效果。我刚才是十宣放血。十宣放血可以治疗高热、惊厥等病，停会儿看看如何？如果热退净了，孩子的病就好了。你也不必这样惊慌……"

半小时后，小孩体温正常，在母亲怀中自由嬉戏。

二十三、肋弓三穴治绞痛　中药治甲亢效良

1982 年 10 月的一个周日的上午，这天也是一个集日，病人比较多。正在看病时，一个中年男子满头汗跑进我的诊室。他说："刘医师，赶快救救我的孩子，她肚痛得要命……"

我对排队的病员说："请大家稍等一下，我先给这个急病病人看一下。"

说着我便和满头大汗的中年男子一同走出诊室，只见诊室门前的平板车上蜷曲躺着一个十四五岁的小女孩，面色蜡黄，不断地呻吟。我看了看她的眼睛，又摸了摸她的腹部，莫非氏点压痛特别明显，全身湿漉漉

的，苔薄白，脉细弱，我诊为"胆道蛔虫症"。我转身回到诊室拿了一根2寸毫针，消毒后，在她的助弓第二穴上直刺进去，强刺激，每五分钟捻转一次。先后共捻针3次，疼痛就止住了，随之将针拔出。

我对孩子的父亲说："你这孩子是胆道蛔虫症，现在疼痛虽然止住了，这只是临时的，还要给她开几副中药吃吃……"

说罢，我便以乌梅丸改汤出入六剂，让其带回家煎服，日一剂。我随即又给排队的病员继续诊治，一个六十岁左右的老妇说："刘医师，这孩子是什么病？你一针下去马上就好了，你真神了……"

"这孩子是胆道蛔虫病。农村卫生条件较差，有生食食物的习惯，1976年四病普查时，我们地区70%的人都患有蛔虫病和钩虫病，特别是蛔虫病易引起胆道蛔虫病。我刚才针刺的穴位是肋弓第二穴，它是治疗胆道蛔虫病的特效穴……"

还有一个病人未看完，中学教体育的王老师笑嘻嘻地来到我的诊室。他说："刘医师，听说你进修回来好几天了，我也没有空来看你，今天是星期天，没有什么事，想请你下班后到我家去吃饭，顺便给明媚看看病好吗？"

"饭不一定去吃，看病还是要去的！"

"还有你的几个好朋友在我家等你呢！"

"那好吧！恭敬不如从命！"

最后一个病人处理完毕后，我便和王老师一道去了他家。一进门看见我的四五个好友在打牌，大家寒暄后便说："王老师，明媚在哪里？"

"我在这儿，正为你们做菜呢。"明媚说。

"刚才王老师说你生病了，让我给你看一看。"

"也没什么大病，先让王老师把我在合肥看病的病历拿给你看一下……"

话音刚落，王老师从里间拿来了病历和检查单。我接过来看后方知明媚患的是"甲状腺功能亢进症"，安徽省院让住院治疗。

"王老师，安徽省院让明媚住院手术治疗，她怎么没有住院？"

"她怕手术，宁死也不愿住院，非要回来找你开中药吃……"

菜已上齐，大家准备喝酒。我说："请大家先喝，我给明媚先看病，看好病我再陪大家。"

"你看吧，我们等着你。"大家齐说。

明媚说："我胸闷气急，性情急躁，心悸自汗，夜寐差已有年余。近几个月病情逐渐加重，暑假时我才到省院检查的，结果让我住院手术，我害怕，所以我不愿住院。听说你进修回来了，我才让王老师去请你来玩，顺便看看病……"

只见明媚形体消瘦，双眼球凸出，脖子略粗，我用手摸了一下，双侧甲状腺略增大，质软无压痛，舌苔薄微黄，脉细数。根据脉症，乃心肾不足，肝阳偏亢所致；拟滋补心肾，平肝潜阳为治；宜自拟的甲亢汤出入：双勾 30g，夏枯球 20g，煅牡蛎 30g，炒扁豆 30g，山药 20g，大贝 10g，天冬 15g，麦冬 15g，生地 15g，远志 12g，茯神 30g，炒枣仁 20g，柏子仁 12g，炙甘草 15g，丹参 30g，太子参 30g。十剂水煎服，日一剂。开毕处方我便和几位朋友一块痛饮起来。

饭后我回到医院去上班，刚坐下，黄知说："刘老师，你上午给胆道蛔虫病的小女孩用的肋弓第二穴怎么取？机理是什么？"

"肋弓三穴是新穴，腹第一侧线与第六肋软骨交点处为第一穴，腹第二侧线与第七肋软骨交点处为第二穴，腹第三侧线与第八肋软骨交点处为第三穴。胆道蛔虫引起的胆绞痛在农村是常见病，发作时疼痛难忍，有钻顶感，有时可引起休克。肋弓三穴是治疗胆道蛔虫的特效穴，一般取第二穴就有效，如果无效可配第一穴或第三穴，三穴同用者少见。因胁肋为肝之分野，足厥阴肝经布于胁肋；足厥阴肝经可主治腹胀、腹痛、呕吐等症，且肝与胆相表里，胆囊又在右肋弓下，所以取该穴治疗胆道蛔虫有奇效。肋弓三穴最简便的取穴法是：患者平卧，医者右手食指尖放患者的剑突下，食指沿肋弓贴在患者身上，食指第一指骨和第二指骨交点的横纹在患者身上的相应点即是肋弓第一穴，食指第二指骨和第三指骨交点的横纹在患者身上的相应点即为第二穴；第三指骨和掌骨交点的横纹在患者身上的相应点为第三穴，这是以成人为标准，在临床时还要看病人个子的高低及年龄大小来衡量。"

10 天后的一个下午，王老师和明媚老师一道来到我的诊室。明媚说："刘医师，吃了你开的 10 副中药后临床症状减去大半，我还要继续吃下去。"

"既然药症相符，可守法再进……"我又给她开了 10 剂中药，继续治疗。

王老师夫妇走后，黄知说："明媚老师用药效果这么好，你能不能说一说这个方子的治疗原理是什么？"

"甲状腺功能亢进多由于饮食五味的偏嗜，损伤脾胃，致热郁痰凝，或精神刺激，肝阳偏亢，痰湿郁结，或久病心肾受损所致。明媚老师是由于情志不遂，肝郁气滞，心肾受损而引起。故给予天冬、麦冬、茯神、远志、丹参、枣仁、柏子仁、炙甘草养心安神；夏枯球、双勾平肝清热；大贝、牡蛎化痰散结；生地、山药补脾益气生津；扁豆、太子参补脾胃、止自汗。"

明媚老师以上法出入先后共服 50 余剂后，临床症状消失，化检指标亦正常，停药观察。

二十四、重用白芍治痛症　辨证用药须认真

1982 年初冬的一天上午十时许，尤老先生来到我的门诊。他说："刘医师，病房里我收了一个胆石症、胆绞痛的病人，他患病多年，近因生气病又发作，胆囊区时作痛有如刀绞，经给予补液、解痉、抗感染治疗两天，病情未见好转反有加重的趋势，请你给会会诊，看能否用中药解决……"

我和尤老先生一道来到病房，只见患者痛苦貌，呻吟不已，蜷曲卧位，面色晦暗。经询问："大便四日未行，不思食，口苦欲呕。"胆囊区压痛明显，体温 38℃，舌苔厚腻而黄，脉弦数。此乃肝郁气滞，腑气不通所致，拟疏肝理气、通腑泻热为治；宜芍药甘草汤出入：白芍 120g，甘草 12g，柴胡 12g，郁金 15g，丹参 30g，川楝子 12g，元胡 15g，大黄 10g，川朴 12g，内金 15g，金钱草 30g，一剂水煎早晚服。药后解如羊屎样大便数枚，疼痛遂减，热亦退。

二诊时以上法减白芍为 60g 再进一剂，药后疼痛又如初。三诊时又将白芍量增至 120g 再进，药后病情又趋缓解，先后共服 6 剂，临床症状消失而出院。

几天后在一次闲谈中，尤老先生说："刘医师，你给病人用的药为什么效果这么好？"

"祖国医学认为疼痛的产生有内因、外因之别，既

有寒、热、湿、风的不同，又有肝虚、血虚之分。在病机上主要是气血亏虚，外邪乘机侵入经络、筋脉所致。由于肝藏血、又主筋，故肌肉痉挛的产生与肝的关系极为密切。因此，王肯堂说：'挛皆属于肝。'现代医学认为痉挛泛指肌肉或肌群的不随意收缩，有阵发性和强直性肌痉挛之分。有人认为：以腓肠肌痉挛最多。从病理生理学角度认为：过汗所致上肢及腓肠肌痉挛与现代医学过汗造成血液中水与氯化物的大量损失，激起肌痉挛的理论相吻合。从'肝主筋''挛皆属于肝'看，与肌肉和神经细胞的应激机能增加的情况下，能引起痉挛的发作的观点基本一致。芍药甘草汤，由芍药、甘草组成，芍药益阴和营，甘草甘缓补中，全方有柔肝疏筋、缓急止痛、敛津液、养阴血的作用，故用治此病较好……"

二十五、龙胆泻肝治阴纵　清热燥湿疗阴痒

1983 年 7 月的一天上午，刚到诊室，一位 60 多岁的老汉拉着一辆平板车停在我的诊室前，他进门便问："你是刘医师吗？请给我儿子看看病！"

只见平车上躺着一个二十六七岁的小伙子，不停地呻吟着。

我说："你怎么了？"

"昨天中午饮酒稍有过量，晚上酒醒后和妻子同房，

射精后阴茎不软，自认为可能是有好几天没有和妻子同房的缘故。一小时后再次同房，射精后阴茎依然不软，反复同房三次后，阴茎仍是硬硬的，心中十分害怕，夫妻俩一夜也未能入睡，天亮后即让父亲拉来看病……"

刻诊：患者发育正常，痛苦貌，神色惊恐，面稍潮红，心肺（一），腹平软，肝脾未满意触及，阴茎坚挺稍青，触之有痛感，苔薄黄，脉细数。遂以龙胆泻肝汤出入：龙胆草20g，柴胡12g，栀子12g，黄芩15g，生地15g，泽泻15g，车前子30g，木通12g，黄柏15g，黄连10g，当归12g，炒苡米30g。二剂水煎服，日一剂。

次日中午时，患者父亲来告曰："用药二剂后，阴茎开始变软，但仍未恢复正常状态……"

"药已对症，守法再进二剂，以观后效。"

下午上班后，黄知说："刘老师，这个阴茎硬而不软的病人患的是什么病？发病机理何在？"

"此病名叫'阴纵'。《医学纲目·肝胆部》又名'阴挺'。《灵枢·经筋篇》云：'伤于热则纵挺不收……'其多由肝经湿热所致。此人平素喜饮酒，加之前天酒后同房，所以就出现了阴挺之症。因足厥阴肝经入毛中，过阴器；且肝为藏血之脏，肝与胆相表里，胆移热于肝，故出现上述之症……"

"你用龙胆泻肝汤的道理是什么？"

"龙胆泻肝汤是清泻肝胆湿热的方剂。方中龙胆草大苦大寒，能泻肝胆之实火；黄芩、栀子助龙胆以清热；木通、车前子、泽泻引湿热从小便出；肝胆火旺，必耗阴液，泻邪必兼顾正，使邪去而正不伤，故用当归、生地养肝血；甘草和中气；肝胆属木，性喜条达，邪火抑郁则木不舒，故用柴胡以舒肝胆之气。方中苦寒之药偏多，中病即止，以免伤及正气。"

正和黄知讨论阴纵病人的发病机理及用药原理时，供销社营业员小惠来看病，我问："小惠，哪里不舒服？"

她红着脸说："五天前在公共浴池洗澡，晚上就觉阴部不适，自认为可能是洗澡时肥皂水进入阴部所致，于是就用温开水洗了下身，洗后仍觉不适。后即作痒，不适感加重，外阴部有灼热感，有的皮肤已抓破，阴道有大量分泌物，气味难闻。后经检查：诊为'滴虫性阴道炎'。经内服外用药不效，今才来找你给用中药治疗。"

察其舌苔白腻，诊其脉细数。综合脉症，此乃脾虚湿盛，外感邪毒所致；拟清热燥湿，杀虫止痒为治，宜自拟的苦椒白蛇汤：苦参 30g，川椒 30g，白癣皮 30g，蛇床子 30g，公英 30g，防风 20g，黄柏 30g，明矾 30g。三剂煎水坐浴，日一剂，日坐浴 2 次。

二诊时，经用药三天，病去大半，药症相符，守法再进。先后共用药 12 剂病告全愈。

二诊后黄知问道："刘老师，你是怎么想起来用这个方子的？"

"阴痒是妇科常见病之一。祖国医学认为：本病湿热下注引起者多，肝肾阴虚者少。《医宗全鉴·妇科心法要诀》云：'妇人阴痒，多因湿热生虫，甚则肢体倦怠，小便淋漓……'苦椒白蛇汤是我通过十余年临床总结出来的方子，方中苦参、白癣皮、明矾、黄柏祛湿止痒，川椒、蛇床子燥湿杀虫，防风祛风止痒，蒲公英清热解毒。诸药相伍，可起到清热解毒、杀虫止痒之效。"

二十六、辨证治黄疸　不必囿西医

1984 年 8 月的一天上午，门诊来了三个男人，其中一个年长者原是我们公社的赵副书记。我说："赵书记，你从哪儿来？有什么事？"

"我是从老家来的，今天带小孩找你看看病。"

当时我以为他是带孙子来看病，便问："小孩在哪里？"

他指着一个较年轻的人说："就是他，他是我女婿，平时喜欢杯中物，这不，喝出病来了！今天我和他哥一块把他带来的，看看可有什么好办法？"他顺手拿出一叠病历及检查单递给我看。我翻看病历及检查单，得知他患的是"胆囊占位性病变"。

经询问，患者的病始发于 1 个月前的一次饮酒。酒后觉纳差，脘痞，恶心呕吐，四肢乏力，右胁隐痛，尔后出现全身性黄疸并逐渐加深，小便黄赤。当地医院以"急性黄疸型肝炎"给予治疗，半月余未见好转。后又去徐州市查肝功能示：黄疸指数150u、谷丙转氨酶200u、谷草转氨酶180u、谷氨酰转酞酶480u；B超示：肝边缘光整，肝内光点较密，血管走向清楚，胆囊69mm×34mm，后壁回声强，总胆管6mm，B超印象：'胆囊占位性病变'，建议手术治疗，家属未同意，后又经蚌埠医学院附院检查，结果基本相同，亦建议手术治疗，家属仍未同意，遂来我处就诊。"

刻诊：患者五官端正，发育正常，急性病容，全身皮肤及巩膜深度黄染，纳谷不香，四肢乏力，苔厚腻微黄，脉细弦而数。查体：心肺（一）、腹软、肝在剑下1.5cm，质中，右胁下有一鸡蛋大小包块稍隆起，压痛明显，压痛向右肩胛放射，全身无出血点及蜘蛛痣，腹壁静脉不怒张。遂以茵陈汤出入：茵陈50g，郁金15g，丹参30g，板蓝根15g，金铃子12g，栀子12g，蒲公英30g，内金15g，三棱12g，莪术12g，金钱草20g，白花蛇舌草50g，炒苡米30g，大黄5g。五剂水煎服，日一剂。

二诊时黄疸明显减退，临床症状也逐渐减轻，药症相符，击鼓再进。

病人走后，黄知说："刘老师，这个病人的病因病机是什么?"

"此人酒食过度,损伤脾胃,脾失健运,因湿浊内生,郁而化热,熏蒸肝胆,胆汁不循常道,浸淫于肌肤,久治不愈,郁久而成积聚。故给予清热利湿、健脾和胃、疏肝利胆兼以化积为治而获效。胆囊占位性病变,现代医学认为其病因不明,一般采用手术治疗,且预后不理想。祖国医学认为本病属'黄疸''积聚'范畴,根据中医辨证施治的原则,给予茵陈蒿汤加减而获效。可见应用中药治疗疑难症,绝不能囿于现代医学的诊断。"

患者以此方出入先后服药五十多剂后,临床症状及体征消失,生化指标正常而停药。据近访,患者至今已病愈 25 年,现仍在讲坛上不辍耕耘。

二十七、筋痹寒湿因　药用麻附辛

1985 年 4 月的一天上午刚上班,门诊门口来了一辆平板车,我到车前一看,原是我的老朋友老占躺在车子上。我问:"占老大怎么了?"

"我的腿痛病又犯了,现在不能走了。"

"快到诊室里我看看。"

他儿子扶着他,弓腰曲背慢慢走到诊室里。

"你把具体情况说给我听听。"

"我喜欢打鱼已有三十多年了,右腰疼痛牵及右腿疼痛已有 15 年了，开始我以为是撒网时扭伤腰所致，因此没有理会它，后来经用药疼痛也就慢慢地缓解了。反反复复这么多年也没有大碍，两个月前因撒网后，疼痛病又发作了，并逐渐加重，经用药效果不显，直到现在走路时必须弓腰曲背，坐下后需曲腿直腰或弓腰直腿才觉舒服。先后去了几家医院治疗均效果不显，后又去蚌埠市某医院检查，诊为坐骨神经痛，经对症用药效亦不显，今特来请你给治一治，看看效果如何？"

经查右腰部中度压痛并放射至右足跟部，苔薄白，脉细沉。根据脉症，乃为寒湿阻滞于筋脉，久治不愈，瘀血阻于脉络所致，拟温经通脉、活血祛风湿为治；宜麻黄附子细辛汤出入：麻黄 10g，附片 10g，细辛 3g，赤芍 20g，丹参 30g，牛膝 12g，红花 10g，土元 10g，桃仁 12g，炒苡仁 30g，木瓜 15g，秦艽 15g，炒杜仲 15g，川断 15g。五剂水煎服，日一剂。药后症大减，二诊时自己骑自行车来诊。药症相符，效不更方，先后以上方出入共进 30 余剂后，临床症状消失而停药。

两个月后，老占又同一位六十多岁的瘦高个男子来到我的诊室。他说："刘医师，这是我的好朋友老高。解放后因历史反革命罪被判 20 年的徒刑，前年刑满释放回来，在劳改期间就患有腰腿痛的毛病，因当时医疗条件差未能治愈。回来后在生产队参加劳动，也没有很好地休息，这不，病又犯了，疼痛得比较厉害，虽经多家医院治疗，疼痛也是时轻时重，他还找过小佛门，搞什么插花进门也没有效果。他听说我的腰腿疼痛你给治好了，他让我带他找你治疗。"

经过仔细地检查。察舌诊脉，觉得老高的病和老占的病差不多，便以麻黄附子细辛汤出入给予治疗，经服40余剂后临床症状消失。由此，我们俩也成了好朋友。

有一次闲谈时，我说："老高，上次老占和你一块来看病，说你找小佛门搞插花进门，是怎么一回事？"

他笑着说："我那是没有办法的办法，也就是找个神汉或巫婆，在我们家扎上纸人，又烧香又念佛，又是刀砍又是棍打，当时似乎觉得有点效果，可是等他们走后，我的腰腿该怎么痛还是怎么痛，这可能是自我安慰吧……"

"老占说你是历史反革命，被判了20年的徒刑，这是真的吗？"

"我原来也只不过进了几天关门道，也没干什么坏事。1958年陈西海等人到灵璧劫牢反狱失败，我也就稀里糊涂地被劳改了20年……"

说来也巧，占高二人的腰腿疼痛病治好后，粮站的老肖也来找我看腰腿痛病。我对他进行了仔细的检查，后又察舌诊脉，便以麻黄附子细辛汤出入让他吃。他先后吃了几十剂中药，病也就慢慢地全愈了。

一天下午我给学员们上课，黄知说："刘老师，前

一段时间你看了三个腰腿痛的病人，均用的是麻黄附子细辛汤，但都全愈了，他们是什么病？为什么用麻黄附子细辛汤就治好了？"

"占先生长期从事捕鱼，致使寒湿之邪侵袭筋脉肌肉所致。高先生和肖先生均由于久居潮湿之地，致寒湿侵袭筋脉肌肉，使气血凝滞不运，经络阻塞不通而发病，这种病中医叫'筋痹'。麻黄附子细辛汤温经通阳止痛，再加上活血祛瘀的红花、桃仁，使久瘀之血得以化行；木瓜、秦艽、苡米祛湿通络。全方可使邪去正安，疼痛可止，故用之治疗上述之腰腿疼痛病获全愈。"

二十八、慢肝细斟酌　　中药起沉疴

1986 年秋，公社举办党员学习班，在学习班里我见到了高中时的班主任马老师，我和他打过招呼后开始学习了。休息时马老师说："我听说你在治疗肝病方面很有经验。我们学校有位金老师，她是上海人，患乙型肝炎多年，先后在县医院、上海市某医院都住过院，病情始终不稳定，你能否给她用中药治疗……"

"马老师，我是住在医院里的，你让她来直接找我就行了。"

第二天上午，一个 30 多岁的女子来到我的诊室，进门后便说："刘医师，我是马校长介绍来的……"说着便从包中拿出有关病历及检查报告单给我看。

刻诊：发育正常，五官端正，面色晦暗，形体消瘦，纳差乏力，苔薄白，脉细弦。

"金老师，根据你的检查报告及临床体征，你是慢性迁延性乙型肝炎，有早期肝硬化的趋势，我建议你多吃几副中药调理……"

根据她的脉症及体征和生化指标，我便以芪术三甲汤出入10剂水煎服，日一剂。药后自觉症减，精神好转，药症相符，守法再进。先后以此方出入服了三个多月，临床症状消失，遂停药观察。次年她调往新疆工作。

提起马老师，我又想起了1959年秋天的一件事：1959年我初中毕业参加中考，因家中困难就报考了蚌埠铁路中学、合肥卫校等吃饭不要钱的学校。后来我接到录取通知书，却是灵璧中学高中部的通知书。当时，因母亲年迈多病家中无钱交学费，只好在家参加生产劳动。后经我村的侯老师介绍，我到大龙小学去教书，大龙小学的朱校长亲自将请柬送到我家。我的父母非常高兴我找到了工作，但我觉得教书不是我的目的，可是又没有别的路可走，也只好默许了。说来也巧，1959年11月底的一天，也是我拿到请柬的第二天上午，马老师来到我家，他自我介绍说："我是灵璧中学的马老师，也是你们高一（1）班的班主任，你直到现在未到学校报到，也不知是什么原因？学校派我来找你……"

"马老师，我当时根本没有报考灵璧中学高中班，但因家中经济困难，一无学费，二无生活费，所以直到现在没有去报到。"

"你可想上学？"

"我睡梦都想上学！"

"既然想上学，学费可以给免掉，生活费我来想办法给你解决，你明天就去学校上学……"

第二天吃过早饭，我就背了一床破棉被去灵璧中学上学了，但因缺的课太多，期末考试外语和数学均不及格，总平均分五十九点几。由于刻苦学习，第二学期我的期末考试总平均86多分。这时马老师对我说："桂营同学，根据你这学期考试的情况看，你的基础是不错的，今后再加把劲，考大学是没有什么问题的……"

听了马老师鼓励的话，加之个人的努力，1962年高考时，我以优异的成绩被安徽中医学院录取了。现在回想起来，我只所以有今天，还真亏了马老师，我应该永远记住他……

二十九、头疼明病因　中药效如神

1987年9月的一天上午刚上班不久，机械厂的杨师傅带着一位30多岁的男子来到我的诊室。他说："刘医师，我弟弟头痛几年了，吃了不少中西药均不见效。唯恐是脑瘤，我又带他到徐州四院做CT检查，诊为神经血管性头痛，经服药一周，头痛依然，今儿特带他来请你给治一治。"

刻诊：患者发育正常，五官端正，痛苦貌，头痛时作已有三年余，近3个月发作频繁，遇风寒则疼痛加剧，痛剧时欲呕，有刀劈感，全身不适，苔薄白，脉细弦。根据脉症，此乃风寒外袭，久治不愈，寒滞经脉所致，拟疏风散寒、活血止痛为治，宜川芎茶调散出入：川芎、荆芥、防风、白芷、细辛、菊花、葛根、丹参、白芍、甘草三剂水煎服。药后诸症大减，药中病所，守法再进，先后共服八剂病愈。

一次和杨师傅一起吃饭，饭间他说："刘医师，我弟弟的头痛病经这么多医生治疗，服了那么多的中西药均效果不佳。怎么你只用了八剂中药，他的病就好了？你用的是什么妙招？"

"西医说你弟弟是神经血管性头痛，这种病中医无此病名。根据临床症状，属'外感风寒头痛'范畴。由于久治不愈，致使寒凝经络，血脉阻滞，即'久病入络'之谓。方选川芎茶调散出入，方中川芎、防风、菊花、白芷、细辛、葛根有疏风散寒止痛的功效，且川芎行血中之气，祛血中之风，上行头目，为治头痛之要药。丹参活血通络，白芍和甘草有缓急止痛之效，故用来治疗你弟弟的头痛病，取效较速。"

三十、肠粘连因气血伤　活血通腑功效彰

　　1988 年 7 月的一天上午刚上班不久，只见几个人抬着一张软床急急忙忙向我诊室奔来，放下软床后一位 60 岁左右的男子说："刘医师，我儿子肚痛经常发作，这次发作痛得利害，在家用药不效，今儿一大早就找几个人把他抬来找你，请给仔细看一看……"

　　经询问：患者三年前患急性阑尾炎行阑尾切除术，术后一周即觉小腹不适，有时隐痛。经用药后即可缓解，反复发作，病情逐渐加重，后经县人民医院诊为粘连性肠梗阻，住院治疗后临床症状消失而出院。昨天中午腹痛又发作，且逐渐加重，伴呕吐，大便 2 日未行，在村卫生室治疗疼痛依然不减，才来就诊。

　　刻诊：患者发育正常，五官端正，痛苦貌，面色苍白，蜷曲侧卧位，双手捂腹，不断呻吟，肌肤略潮，满腹压痛，拒按，苔薄微黄，脉弦滑。根据脉症，此乃手术损伤气血，久治不愈，气滞血瘀，气机升降不畅所致，拟活血化瘀、疏理气机为治，宜自拟的粘连缓解汤出入：川朴 12g，炒枳实 12g，乌药 12g，木香 12g，川楝子 12g，元胡 15g，桃仁 12g，白芍 30g，甘草 12g，大黄 10g，炒卜子 30g，芒硝 10g（冲服），泻叶 5g。一剂水煎服。药后下燥矢十余枚伴大量气体，临床症状大减，药中病所，上方去芒硝、泻叶再进。先后共服十

剂，临床症状消失而出院。

出院时患者父亲井先生说："刘医师，我儿子这个病反复发作多年，它是什么原因引起的？你曾经治过这种病吗？"

"你儿子这个病西医叫'粘连性肠梗阻'，属中医'腹痛'范畴。其病因是手术时机体受到创伤，损伤了一些组织和小血管，这样就造成了气血运行不畅，这就是本病的成因。临床上遇到了不少类似的这种病，均是用粘连缓解汤治好的。例如我们医院妇科的小朱，因难产行剖腹术，术后经常腹痛但未注意。1974年夏天腹痛又发作五日，加重三天，腹胀纳差，全身出冷汗，时呕吐，大便3天未解，苔微黄，舌边有小瘀点，脉弦滑。形成的病因和你儿子的病是一样的。她服这个方子12剂病就好了，至今十余年病未复发……"

"你用这个方子的道理何在？"

"祖国医学认为，六腑以通为用。经云：'痛则不通，通则不痛。'因此治疗本病要以通畅气机为主，再根据病情适当配伍。方中用了大量的理气行气之品以通畅气机。本方是由通腑泻热、荡涤肠胃的大承气汤、缓急止痛的芍药甘草汤、行气止痛的金铃子散三方化裁而成。具有疏肝理气、通腑泻热、行气止痛、活血化瘀的作用，所以用治本病效果比较好。"

"谢谢你！"

"刘医师，说千说万还是你的医术高明，否则我儿子的病也不会好得这么快！但愿他能和我们医院小朱一样，十年廿年不犯，甚至一辈子也不犯……"

三十一、新穴治漏肩　针灸疗红丝

1988年3月的一天上午，粮站丁站长带着他的夫人李女士来到我的诊室。丁站长说："她右肩部经常疼痛，痛时服用止痛药后症状就缓解了。昨天洗衣受凉，肩痛又作，右上肢活动受限，不能梳头，今带她来请你用针灸给治疗……"

刻诊：患者痛苦貌，右上肢功能障碍，上肢抬高只能与肩平，否则剧痛，苔薄白，脉小弦。此乃风寒凝滞于经脉，血行不畅所致；拟祛风散寒，活血通络为治。

取穴：右侧条山穴，强刺激，并嘱患者突然抬肩，第一次抬肩时右手可触及右耳，5分钟后再行强捻转，再令患者突然抬肩，此时右手可举过头，再留针五分钟后起针。共治疗两次后右上肢活动自如。

丁站长说："刘医师，她右肩疼痛已有多年，中西药也没有少吃，但收效甚微，你怎么一针下去就见效？"

"根据《内经》上病下取的原则，故于下肢的条山穴（条山穴在条口穴和承山穴二穴连线的中点）进行针刺。承山穴为足太阳膀胱经穴，可治痉挛疼痛之病；条口穴为足阳明胃经之穴，可治肩臂痛。因经络互相联系，所以条山穴具有上二穴的功能，故用治漏肩风而获奇效。"

正和丁站长说话，门诊又来了一位中年男子。他说："昨天上午劳动时不慎右手腕部被锐物刺伤，当时出血少许，村卫生室给予包扎并给消炎药服用。今日晨起觉右上肢酸麻沉重，右手腕至前上臂中点处有一红丝，隐隐可见，触之不碍手，微压痛，自觉很奇怪，今特来请你给看一看……"

即刻用三棱针从红丝的两端点刺放血，并用独头蒜放在红丝近心端点刺处，上面加艾柱进行灸治；约十分钟后红丝渐渐向远心端点刺处回缩，半小时后红丝退尽而停止治疗，随之症状缓解，体征消失。

当时围观者数人，都发出惊奇的赞叹声，其中一位年长的男子说："我活了70多岁，曾未见过这样治疗红丝疗的，真出奇，怎么一会儿工夫病就好了呢？"

"现在医学称此病为急性淋巴管炎。急性淋巴管炎是致病菌从损伤破裂的皮肤或黏膜侵入，或从其他感染疾病如疔、足癣等处侵入，经组织的淋巴间隙进入淋巴管，引起淋巴管及其周围组织的急性炎症；分为网状和管状淋巴管炎。刚才这位是管状淋巴管炎。淋巴管炎分深浅两种。浅层淋巴管炎在伤口近侧出现一条或多条'红线'，故而有压痛；深层淋巴管炎不出现'红线'但肢体出现肿胀有压痛。祖国医学认为本病属'红丝疗'

范畴。本病的发病病因是内有火毒凝聚，外有皮肤破损感染邪毒，以致毒流经脉，向上走窜而发病。治当清热解毒。用三棱针点刺出血可疏通气血，清泻热毒；大蒜含大蒜辣素和大蒜素等物质，对金黄色葡萄球菌、痢疾杆菌等多种细菌有拮抗作用，用独头蒜者因其作用更强；艾叶含有挥发油，亦有抗菌作用，燃烧后大蒜亦热，更加强局部气血的流通和大蒜的抗菌作用。故用此法治疗红丝疔效果较为理想，且简便经济，值得推广应用。"

三十二、乌芨治胃溃疡　羌防功不可没

1989 年元月中旬的一天上午，门诊来了 60 岁左右的一男一女。男的说："刘医师，我家属患胃病多年，上月经县医院诊为'胃溃疡出血'让住院治疗，快过年了就没有同意住院，听别人说你的医术好，特来请你给开点中药吃，你看行吗？"

"胃溃疡是消化系统的常见病，如愿意吃，吃点中药是可以的，但不能说吃一二剂就能治好，必须有耐心才行！"

经询问：胃脘疼痛反复发作已有十年，经用药疼痛能缓解。近一年来发作较以前为频，经用药亦能缓解。10 天前因劳累过度，胃脘疼痛又作，胃脘有灼热感，时如针刺，后即发现解柏油样大便，伴乏力头晕，急赴县

人民医院检查，诊为"胃溃疡出血"，因快过年未同意住院。

刻诊：患者发育正常，五官端正，急性病容，面色㿠白，纳谷不香，时欲呕，胃脘部时痛有灼热感，解柏油样便2天，舌苔薄质淡边有瘀点，脉细弱。大便隐血试验＋＋＋。此乃平素脾虚加之劳累，脾失统血之职所致；拟温阳健脾，益气止血为治；宜乌芨散合黄土汤出入：乌则骨30g，白及30g，炒白术12g，黄芪20g，丹皮12g，伏龙肝30g，甘草12g，阿胶15g（烊入），白芍30g，生地炭20g，地芋炭30g，防风12g，羌活12g，干姜炭10g。五剂水煎服，日一剂。

药后诸症大有好转，药中病所，上法继进，先后共服15剂，诸症消失，大便隐血试验（一）。给予补中益气汤出入再进十剂以巩固之。

春节刚过，徐先生又来到我的诊室。他说："刘医师，我家属的药已服完，全身无不适，还要再服吗？你开的药这么灵，是什么原因？"

"既然没有任何感觉，可以停药观察。你老伴的病因反复发作10年，久病必虚，加之平时不注意保养，致使脾胃阳虚，脾失统摄之权而出现大便色黑、乏力等。经投温阳健脾，益气止血之剂后症状缓解，后又给补中益气汤调理，所以病就全愈了。"

黄知接着说："刘老师，我看你给这个病人的处方中加防风、羌活，其目的是什么?"

"防风和羌活有鼓舞胃气的作用。这个问题还要从20年前说起。当时我在中医学院附院跟陈可望老师实习，他在治疗胃病的方药中一般都加入羌活、防风，当时我们也提出过这个问题。他说:'羌防可以鼓舞胃气，一般说来胃病患者都有纳谷减少或纳谷不香的症状，加上后即可以使这些症状减轻或消失，将来你们在临床上可以验证我的说法……'自参加工作20多年，每遇到此类病人均在方中加入羌防2味中药，确实起到了预期的效果。陈老师的话是从实践中得出来的。"

提起陈可望老师，他是中医名家，原任安庆市卫生局局长，1957年反"右"斗争时被打成了"右"派，撤去卫生局局长职务，下放劳动改造。1959年安徽中医学院成立，他被调到安徽中医学院附院当内科医生，他在安庆、合肥一带相当有名气。上几年他致力于冠心病的研究工作，工作中总结出治疗冠心病的系列有效方，后制成软件用在电脑上，他也是全国第一家应用电脑诊治冠心病的专家之一。

三十三、脑发育不全疑难病　针刺治疗大显神功

转眼离开母校——安徽中医学院已有20多年了，同学们的子女已经长大成人，也到了谈婚论嫁的时候了。1990年春天的一个中午，下班刚到家，电话铃响

了，我拿起话筒听到了一个熟悉的声音。我问："是启亮同学吗？"

"怎么拿起电话就知道是我？"他笑着说。

"在大学时我们同住一个宿舍六年多，你的声音相貌均在我的脑子里记得一清二楚，连你的外号……"

"明天我儿子结婚，请你来吃喜酒，有空吗？"

"你老兄的命令，哪有不服从之理！明天上午一定到，到时我们再谈……"挂了电话，我想起当年他在学校的情景：每次见习回来，晚饭后他都要表演一番。如果白天在医院里见到一个精神病人，他到晚上就要出现精神症状；如果不知道底细的人，还真以为他是一个道地的精神病患者。他每晚都要到折腾累了才能睡觉，第二天照常上课或见习。我想着想着自笑起来，心想明天见到他，我要问一问这几十年可还犯这种毛病。

次日吃罢早饭，我坐上开往宿州的班车，下车后我直奔他家，和嫂夫人寒暄后就进屋里喝茶，互问别后情况，我又谈及他在学校里的老毛病。

他笑着说："自从参加工作后，不知怎么的，不管在门诊见到什么样的病人，回来家后也没有表演过……"

嫂子听后说："我和他结婚20多年了，曾未听说他会表演什么，请你说说是怎么回事？"

我便把他在学校见习时的情况，一五一十地说给她听。

嫂子听后哈哈大笑："今天第一次听到这个新闻，我以后还真要让他表演一下给我看看……"

说着说着天已中午，午餐是安排在一家餐馆里，我和客人们一同向餐馆走去。走着走着，突然听到有人喊我的名字，我驻足一看，在路边站着我的一个老朋友——丁站长。他说："刘医师，你是来启亮院长家贺喜的？"

"是的，你家二毛现在如何？"

"吃罢饭我们一同到我家看看去。"

饭后我和丁站长、启亮三人一同前往丁站长家。刚进门，就听到"刘叔叔好"。我循声望去，原是一个细高个的小伙子笑眯眯地看着我。

"丁站长，这是二毛吗？"

他点头："是的。"

"你现在身体怎么样？这么多年没见了怎么还认识我？"

"你治好了我的病，我这一生也忘不了你！我初中毕业后就一直在家料理家务，现在还开了个小商店，生意还可以……"

丁站长说："这孩子亏了你，如果不是你给他治好了病，还不知现在成什么样子呢！"现在人家正给他介绍对象，等结婚时一定请你来喝喜酒……"

"到时我一定来！"

在一旁的启亮问道："这孩子患的是什么病？用什么方法治疗的？"

"这孩子18年前，在出生的第三天就开始发热，体温达到40℃以上，出现惊厥，经治疗后热就退了，一切都正常，一直到8岁也不会说话，只能发咿呀之声。不能独立行走，走时必须牵拉别人，否则有欲倒之势。经多家医院治疗无效，后我又带他到上海去看病，几家大医院均诊为'脑发育不全'，让住院治疗，因当时经济不允许，回来后就请刘医师给他用针灸治疗，经治疗几个月，病就逐渐好转。后因工作调动，也就停止了治疗……"

启亮说："你用哪些穴位治疗的？"

"这孩子的病刚才丁站长也说了，当时他腰肌及双下肢肌肉均有轻度萎缩，根据症状属先天不足，后天失养所致；拟培补脾肾，益气养血为治。取穴：①足三里、内关、阳陵泉（双侧）。②肾俞（双侧）、哑门、上廉泉。以上两组穴位交替使用，强刺激不留针，间日一次，十次为一疗程。经治疗两个疗程后能单独行走10余米，并能说简短词语如爸、妈等。除继续治疗外，嘱家长促其功能训练。共治疗四个疗程后，因丁站长工作调动，治疗也就中断了。"

"我在学校时针灸成绩就不如你，你谈一谈取这两组穴位的道理在哪儿?"

"祖国医学无'脑发育不全'之病名,但根据症状当属中医学的'五迟'范畴。其病因是先天不足,后天失养;治疗以培补脾肾,益气养血为主。脾胃为后天之本,主消化水谷,化精微而为血,血源充足,则肌肉丰满,四肢有力,故取足三里以健脾胃。肾为先天之本,主骨生髓,肾气足,则血自充,骨坚髓满;且脑又为髓海,若精充髓满,脑亦为之清灵,故取肾俞以补肾气。肝主筋,故取筋之会阳陵泉强筋骨以健步。三穴合用,可使萎缩之肌肉恢复,四肢活动灵活。内关为手厥阴心包络之穴,心包络为心之宫成,有护卫心脏的功用,切能代君行令,为神明出入之窍,并有主宰思维治动的功能。上廉泉可治哑、舌强不能言语(舌下神经麻痹)。哑门可治哑,语言不利,大脑发育不全。三穴合用,可消除呆滞,恢复说话功能,使用上述两组穴位治疗脑发育不全,效果较为理想。"

"还是老弟你的脑子好使……"启亮听后说。

三十四、远赴新疆治叔病　宁夏探亲疗痼疾

1991 年 8 月下旬的一天下午,邮政局小高送来了一份电报,我拆开一看:"营弟,父病危,速来新。庭。"因我叔叔病危,我哥哥从新疆发来电报。

我叔叔年轻时长得很帅,少年时在乡村演社戏时他

曾扮演花狗婆，受到广大群众的喜爱，因为他扮相美、动作好……青年时曾给地主当过长工，地主的一个小婆子和他相好，解放后他们就结了婚。1958年响应党的号召，他们举家赴西北支援新疆的社会主义建设，至今我们已有三十余年未见面了。

我向领导请了假，第二天我就搭上了上海去乌鲁木齐的火车，一路也无心欣赏沿途美景，只想一步到达叔叔面前。经过三天三夜的旅程，于第三天的下午到达目的地——吐鲁番叔叔的家。只见一位老者头西脚东地躺在床上，喉中痰鸣，气息微弱。我走到床边一连叫了几声"叔"，他才慢慢地睁开眼睛深情地望着我。他的右手在动，我忙双手握着他的右手，只见他老泪流了出来，但不能言语。"叔！你会好的，这不，我已来了，我会用心给你治疗的……"

他的头微微地动了一下，似乎在说："我相信你。"

经询问：叔叔的哮喘病已有20余年，每于冬季发作较频，此次因受凉旧病又作，曾在市医院住院治疗，病情时好时坏，医院也曾发过病危通知，前几天眼看不行了就抬回家，于是哥哥就给我发了电报。

我仔细地察舌诊脉后，便为他开了一张处方，让大侄子焕龙到市医院先取2剂中药，我亲自为他煎药。待第一剂药服下后，他的精神好转，病趋稳定，继服第二剂后，病去七八，已知饥索食，扶起来已能坐10余分钟。先后用原方出入十剂后，临床症状消失，已能自行下地行走。后又给予相应的调理，20 天后病已康复。

叔叔病愈后，全家人十分高兴，哥嫂带我到吐鲁番市里转了转。吐鲁番是新疆一个重镇，当时正值第一届国际葡萄节在吐市举行。到处都是不同肤色的人们，说着各种不同的语言，品尝着吐鲁番的优质葡萄。吐鲁番的夜景十分美丽，晚上灯火通明，大街上的葡萄架上的葡萄在灯光的照跃下，发出亮晶晶的色彩，有的像玛瑙，有的像水晶，真是好看极了！大街上许多人在漫步，一边谈心，一边欣赏美景，如入仙境一般。

次日大侄子又和我一道去了葡萄沟。去葡萄沟的人太多，大都是外地来旅游的。可是这里的葡萄要比市面上的贵好几倍，但人们仍愿意在此品尝，这里葡萄的味道和市售的就是不一样，这可能是大自然造就的吧。

过了几天，哥哥提议我们一同到乌鲁木齐市看一看。它是新疆自治区的首府，风景秀丽，说它是草原上的明珠一点也不夸张。在市场上转了一下，我们就到红山公园去玩，站在红山公园中心的红山上，乌市全景尽收眼底。山顶上有我国民族英难林则徐的塑像，是他主张抵抗侵略，从英国人手中收缴鸦片两万箱，于道光十四年四月十一日（1839 年 6 月 13 日）在虎门海滩上当众销毁了 2 万箱鸦片，为国人大长志气。林则徐后到新疆做官，兴修水利，有名的坎儿井就是他所创。他是主张禁烟、抵抗侵略的政治家，史称"中国放眼看世界第一人"！

国庆刚过，我准备回家，妹妹说："哥，爸爸的病好了，我也准备回家，我看你和我一道走，到我家住两天再回去，行吗？"

第二天我和妹妹一道坐火车到兰州，再转坐兰州至北京的火车，这趟车走包兰线。这条铁路是我国自主修建的一条在沙漠边缘通过的大动脉，许多外国专家认为这是不可能办到的事，修成后他们都觉得中国人了不起。包兰线从兰州出发直达包头，左边是大沙漠，右边是大山，火车在铁路上弯弯曲曲真是好看极了！铁路在沙坡头转一个大弯再前进。沙坡头是宁夏人民治沙的典范，报纸、电视经常报道它。

从吐鲁番出发，第二天下午就到了妹妹家——宁夏同心县。妹夫热情地招待了我，晚饭后闲聊时妹夫说："哥，我岳父是什么病？你怎么治好的？"

"叔叔素有哮喘之疾，因夏天乘凉受寒引起旧病，致使寒痰壅滞，肺气不宣，给予疏肺散寒、降逆平喘法治疗；方用麻黄汤出入：麻黄、杏仁、桂枝、甘草、白术、云苓、炒卜子、炒苏子、川贝、半夏、地龙等共服20剂转危为安……"

"哥，我岳父的病发病机理是什么？"

"叔患的是哮喘病，其发作的关键在于内伏之痰为诱因所触发，当是之时，痰随气升，气因痰阻，互相搏击，阻塞气道，肺气升降不利，以致呼息困难，气息喘促；同时气体的出入，复引触停积之痰，遂伴发哮鸣之声。正如《正治汇补·哮病》云：'哮为痰喘之疾而常发者，因内有壅塞之气，外有非时之感，膈有胶固之痰，三者相合，闭拒气道，搏击有声，发为哮病。'我用的是麻黄汤出入：方中麻黄宣散平喘，杏仁、卜子、苏子、甘草降气化痰，半夏清肺、化痰止咳，桂枝散寒解表，配麻黄治表寒症，地龙平喘，川贝补肺治久咳，云苓、白术健脾，杜绝生痰之源。故用治我叔的病恰合病机。"

"我虽当了二十余年的医生，但对中医知识了解甚少，今后还要多学习中医知识，向哥哥请教中医方面的宝贵经验……"

"互相学习吧。"

"哥，我有一老病号，想请你给看一看。"

"什么病？"

"病态窦房结综合征。"

第二天妹夫带来一个60多岁的男子。"哥，这位马先生就是我昨天说的那个病人。"

经询问：患者畏寒怕冷，胸闷心悸，动则气急，倦怠乏力，腰膝酸软，四肢不温已有七八年，曾经多家医院治疗效不显。后经某医学院附属医院检查，心电图提示：窦性心动过缓，心率 31 次/分，冠状动脉供血不足。诊为冠心病引发病态窦房结综合征，经对症治疗亦不效。

刻诊：患者发育正常，面色㿠白，畏寒貌，四肢不温，腰膝酸软，舌质淡边有齿印，苔薄白，脉细迟。根据脉症，乃心肾阳虚，寒凝血脉所致，拟温阳散寒，活血化瘀为治；宜麻黄附子细辛汤合栝楼薤白桂枝汤出入：麻黄 10g，附片 10g，细辛 3g，丹参 30g，全栝楼 20g，薤白 10g，桂枝 12g，人参 10g，炒枳壳 15g，川芎 12g，炙甘草 12g。五剂水煎服，日一剂。

二诊时诸症皆减，心率 50 次/分，药症相符，效不更方，先后共服 15 剂，临床症状消失，心率维持在 60 次/分左右。

"哥，这么多医生都没有看好马先生的病，你怎么才用几副中药就解决了？"

"患者年逾花甲，宗气心阳大亏，心血不充，旁及肾阳，寒凝血脉，故出现心悸胸闷，四肢不温，舌淡、脉细迟。宗气虚则肺不主气，故气促喘息。方以人参大补元气，配合桂枝、炙甘草辛甘化阳，共增血流动力；麻黄、附片、细辛温阳散寒，其中细辛增快心率效强而持久；栝楼、薤白通阳散结，行气宽中。诸药相合，宗气得充，瘀去脉利而转危为安……"

"哥，中医真是奥妙无穷，今后还必须走中西医结合的道路才行……"

在同心住了一段时间，我欣赏到了宁夏五宝：红（杞子）、黄（甘草）、兰（贺兰石）、白（滩羊皮）、黑（发菜），并亲眼看到发菜厂的员工将精心挑选出的发菜包装好销往外地。据有关资料显示，我国出口的发菜，宁夏产的占 70% 左右。

又过了几天，我便从同心乘公共汽车去西安，车过平凉后不久就进入了六盘山区。我坐在车里看到前面山上有汽车在跑动，心想，汽车怎么跑到山顶上去了？半小时后，我坐的汽车也跑到了刚才看到的那辆汽车所在的位置。两个小时后汽车又下来，一小时后车又到了山顶，如此反复两次后，车才平稳地进入陕西地界，不由地使我想起当年毛泽东主席写的那首《六盘山》一诗："天高云淡，望断南飞雁。不到长城非好汉，屈指行程二万。六盘山上高峰，红旗漫卷西风。今日长缨在手，何时缚住苍龙？"没有到过六盘山的人不会了解其意境，只有到了六盘山的人，才能真正领略到六盘山的雄伟及《六盘山》这首诗的内涵。

三十五、小便淋浊因湿热　乳糜汤可获良效

1992 年我被认定为副主任中医师，后卫生局又把我调到县中医院工作，一切手续办完就准备搬家去中医院上班。一天刚吃过晚饭，我接到了中医院冯院长的电

话："你暂时不要搬家，因你的职称指标不能带进城，要不先把有关手续转回去，等以后再说……"

次日我到县人事局打听情况，据职改办的张股长说："根据文件精神，职称指标是不能带的，要不你还在原单位工作，等指标下来后我第一个给你兑现，等兑现后再说……"

"张股长，职称我不要了，先来上班再说……"于是在1992年底搬家后，我就正常上班了。

上班的第一天，门诊来了一位40岁左右的形体消瘦的男子。据述：乳糜尿十余年，经多家医院治疗效果均不佳，近因劳累病情加重，尿中带血，偶觉排尿困难，伴腰酸乏力，而来就诊。

刻诊：发育正常，形体消瘦，小便时欲解而不畅，觉茎中有物阻感，因需尿去厕所解小便，解约半小时解出一条状血块，苔薄白，脉细弱。查尿：红细胞＋＋＋、乳糜定性＋＋。此乃湿热下注、损伤血络所致，拟清热利湿，升提固涩兼止血为治；宜自拟的乳糜汤出入：黄芪20g，升麻20g，菟丝子20g，白及30g，黄柏15g，山药20g，金樱子20g，芡实20g，云苓15g，炒苡米30g，阿胶15g（烊入），三七粉10g（冲）。五剂水煎服，日一剂。

二诊时小便已通畅、色清。药症相符，效不更方。先后共服20余剂临床症状消失，乳糜定性（一），而停药。

一个月后的一天上午，他又带来一位 60 多岁的柯先生来找我看病。据述："平素体健，近三个月来尿如半泔，因不影响纳食及劳作而未予注意。近一周来病情加重，腰酸乏力，劳作后加重，尿迟且排出困难而来就诊。"

刻诊：发育正常，形体消瘦，小便困难，尿出有脂状块物，苔白腻，脉细弱。查尿：蛋白＋＋＋，红细胞＋、乳糜定性（＋）。此乃脾肾双亏、湿热下注所致，拟补脾益肾、清热利湿为治；宜乳糜汤出入：黄芪 20g，升麻 20g，白及 30g，菟丝子 20g，黄柏 15g，炒苡米 30g，山药 20g，金樱子 20g，芡实 20g，云苓 15g，淫羊藿 15g，杞子 15g。五剂水煎服，日一剂。药后尿转清且通畅，又服 20 剂临床症状消失，查尿（－）而停药。

在一次闲谈中，同室的朱医师说："刘主任，上次你治疗的两位乳糜尿病人用的是什么方？效果好的原因是什么？"

"这两位乳糜尿病人，用的是根据我 20 多年来治疗乳糜尿总结出的乳糜汤。现代医学认为本病是由感染血丝虫后，致肾淋巴管曲张破裂所致。祖国医学认为本病属'淋证'范畴，其初起多为湿热蕴结膀胱，久则由实转虚，虚实夹杂。《景岳全书·淋浊》云：'淋之初病则无不由乎热剧，无容辨矣。……又有淋久不止，及痛涩皆去，而膏液不已，淋如白浊者，此为中气下陷及命门不固之证也。'根据其病因，给予补脾益肾、清热利湿，固涩升提之剂治疗。前者因血络受损，在原方中加入了养血止血的阿胶、三七而获效。后者肾亏较明显，故加入补肾的淫羊藿、杞子而获效。乳糜汤中黄芪、升麻补气升提，山药、云苓、苡米补脾渗湿，菟丝子、金樱子、芡实补肾固涩，黄柏清利下焦湿热，白及收敛止血，故用治乳糜尿而获效。"

三十六、病同因不同　用药各相异

1992年8月中旬的一天上午，诊室来了一个中年男子和一个六七岁的小男孩。中年男子说："我儿子三个月前感冒发热后出现肉眼血尿，经多医治疗不效，后经蚌医附院确诊为局灶性肾炎，经对症治疗小便转阴。一周前又因感冒，又出现肉眼血尿，本打算去蚌埠治疗，我一亲戚原来血尿是你给治好的，已有十余年没有复发过，所以我就带着孩子来找你给看看……"

刻诊：患儿发育正常，五官端正，面部轻度浮肿而㿠白无华，纳谷不香，四肢乏力，发热，体温38.2℃，双肺（一），心率90次/分，律齐；舌质淡，苔薄白，脉细数。查血常规：红细胞28.0×10^{12}/L，白细胞9×10^9/L，中性0.64、淋巴0.36。查尿：蛋白（＋＋＋），红细胞（＋＋＋），白细胞少，颗粒管型（＋）。根据脉症，此乃太阳经之热移于下焦，伤及血络，久治不愈，致使脾肾俱亏，摄血无权所致，拟补益脾肾、凉血止血为治；宜六味地黄丸改汤出入：山药10g，丹皮9g，云苓10g，泽泻10g，山萸肉10g，黄芪20g，党参10g，生地炭20g，地榆炭30g，土茯苓30g。七剂水煎服，日一剂。

病人走后，实习生小彭说："刘老师，刚才患孩父亲说他亲戚尿血，他亲戚是什么病？你用什么方子治疗的？"

"他的亲戚是一个30岁左右的女性病人，十年前因尿急、尿频、尿痛、小便发红来找我看病。此人平素体健，形体肥胖，因劳累觉腰酸不适。由于起居不慎，腰痛加重，继之发热，体温39.5℃，伴有尿急、尿频、尿痛，在当地以尿路感染治疗1周，病不但未愈反而加重，尿涩滞，尿色发赤急来我处就诊。"

刻诊：发育正常，形体肥胖，急性病容，痛苦貌，尿频急痛，尿少色赤，体温39℃，苔薄微黄，脉细数。查尿：蛋白（＋＋）、红细胞（＋＋）、白细胞（＋＋）、脓球（＋＋），诊为急性肾盂肾炎。根据脉症，乃素体湿盛，蕴湿化热，加之起居不慎，外感邪毒，蕴于膀胱所致，拟清热解毒、通淋止血为治；宜八正散合五味消毒饮出入：木通12g，瞿麦15g，车前子30g，云苓15g，泽泻15g，地肤子30g，扁蓄30g，栀子12g，甘草

12g，二花 20g，黄柏 15g，蒲公英 30g，地丁 15g，地榆炭 30g，茜草炭 12g，鲜茅根 30g，滑石 30g，大黄 5g。三剂水煎服，日一剂。药后症减热退，效不更方，先后共服 20 剂，临床症状消失，查尿（一）而停药。

七天后患儿父子又来，据述："药后肉眼血尿消失，余症皆减。"

药症相符，守法再进，先后共进 30 余剂，临床症状消失，查尿（一），停药观察。

病人走后，小彭说："刘老师，这两个病人均是尿血，但你用药不同，为什么都治好了？"

"中医的根本是辨证施治，症虽同，但病因不同，用药也就不尽相同。患儿是局灶性肾炎，现代医学认为它是一种综合征，而非是一个独立的疾病。其多发于儿童及青年，男多于女，常在上感或发热后几天内发病，也可无明显诱因而突然发生血尿。反复发作的肉眼血尿为本病的特征，一般预后良好，约半数病人在五年内可自行缓解，但个别病人亦不可忽视。祖国医学虽无'局灶性肾炎'之病名，但根据临床症状当属'血尿'范畴。血尿之症，多因热蓄肾与膀胱所致，但心肝之火亦能下移膀胱，损伤血络至营血妄行而尿血；或因脾肾两虚，固摄无力而尿血。临床上又有虚实之分，在治疗上以清热泻火、滋阴止血、补益脾肾为主要方法。再根据病情加入参芪以补气摄血，大大地提高了治愈的机会。

而患儿的亲戚是急性肾盂肾炎，这种病属祖国医学'腰痛''淋症'范畴。其成因为内湿偏重，蕴久化热，加之外感邪毒所致，故给予清热解毒、通淋止血之剂而获效。八正散能清热泻火、利水通淋，二花、公英、地丁清热解毒，地榆、茜草除下焦湿热而止血尿，茅根清热止血、通淋泻火，黄柏清热燥湿，栀子苦寒泻火。诸药合用，湿热得清，热毒得解，则血自止……"

三十七、夏着冬装腹绞痛　皆因房事受寒凉

1993 年 8 月中旬的一天上午，诊室来了一位身穿冬装的五十岁左右的男子和一位五十岁左右的女子，他们刚坐下，我便问："现在夏季，你这位先生还穿冬装不觉得热吗？"

"前年夏天同房后觉热用冷水洗澡，次日即觉全身不适，继之出现怕冷。经治疗不效，逐渐加重，自觉全身冰冷，虽盖衣被依然觉冷。夏天在火炉前烤火方觉舒适，双下肢抽筋，现已不能上班，先后去徐州、上海等地治疗未果。有一乡下亲戚说他原来也有和我同类之病，是你用中药给治好的，所以今日来找你给看一看……"

刻诊：患者发育正常，身着冬装，表情痛苦，时寒战，自觉如坐冰中，苔薄白，脉沉紧。根据脉症，素来肾亏，房事后又感寒邪而致病，拟温经散寒，兼以补肾

为治；宜麻黄附子细辛汤出入：麻黄 12g，附片 10g，细辛 3g，淫羊藿 15g，杞子 15g，鹿角霜 15g，肉桂 10g，桂枝 12g，木瓜 15g，秦艽 15g，炒苡米 30g。二剂水煎服，日一剂。药后症减，药症相符，守法再进，先后共服 20 剂病告全愈。

同年九月初的一天上午，患者夫妻俩又来到我的诊室。"老刘你的病不是好了吗？怎么今天又来了？"

"我爱人感冒几天了，经用药不效，想请你给开点中药服。"察舌诊脉后，遂以银翘散出入开了两剂中药。

"刘医师，自吃了你开的中药后我的病就好了，要是早知道你能治我这个病，我也不会受这么多的罪。你是用的什么灵丹妙药把我的病治好的？"老刘接着说。

"你发病的根本原因是你肾气本就不足，房事后又感寒而发病，这叫两感症，即少阴兼太阳两感症。阳虚者若发汗，汗之则阳气随之而泄，有亡阳之虑，今复感寒邪，又必须发汗以解其表，且病久入络，故又加入通经活络之木瓜、秦艽辈。因你年过六八，肾气已衰，加上房事肾气更虚，又用冷水洗澡，寒邪入侵而致病，故又加入淫羊藿、杞子辈以补肾，药症相符，收效迅速，也绝非什么灵丹妙药。"

一天上午给学员上课，小彭说："刘老师，上次看病的刘先生说他是他乡下一亲戚介绍来的，他乡下的那位亲戚是什么病？你用的是什么方法治疗的？"

20 年前 7 月的一天早上刚起床，我听见有敲门声，开门一看是一位 60 岁左右的男子站在门前，我问有什么事。

"刘医师，我儿子夜间得的腹痛病，请你给他看一看。"

我到门诊看到诊室前有一张软床，床上躺着一位青年男子，面色苍白，呻吟不已，双手捂住小腹。经询问：夜间同房后因口渴而饮下一杯凉开水，不久即觉腹痛，越痛越剧，天一亮其父便找人抬来就医。

察舌诊脉后，考虑为夹色伤寒，遂给予麻黄附子细辛汤加味五剂水煎服，日一剂。并嘱：戒床半月。

七八天后的一个上午，其父用平板车又把他拉来找我看病。经询问：因妻子走娘家，自己在家无事加之又想孩子，下午收工回来就去了岳父家看孩子，便留宿岳父家。夜间同房后又觉小腹不适，后又出现小腹疼痛，于是再次来诊。根据病情，又以麻黄附子细辛汤出入，五剂水煎服。此后节制房事及饮食调理，此病未再发作。

三十八、心下支饮人眩冒　心肌炎用炙甘草

1994 年 4 月的一天上午，一名中年妇女扶着一名中年男子来到我的诊室。

男子说："刘主任，我头晕耳鸣伴呕吐，反复发作

已有年余，曾在徐州市某医院诊为'美尼尔氏综合征'，经对症治疗，病情一度缓解。近因劳累，病又发作，且较以前为重，在家经用药效不著，今特来请你给开中药治疗……"

刻诊：患者发育正常，眩晕耳鸣，时干呕已3天，伴记忆力减退，口黏纳差，苔薄白微腻，脉细滑。此乃痰饮中阻、郁而化热所致，宜化痰祛饮、清热降逆为治；泽泻汤合半夏白术天麻汤出入：泽泻30g、炒白术12g，天麻12g，半夏50g，云苓15g，磁石30g，石决明15g，菖蒲10g，陈皮15g，炒苡米30g，决明子15g。五剂水煎服，日一剂。

药后除耳鸣外，余症皆大减，宜上法加龙骨20g再进五剂。

5月的一天上午，病人自己来到我的诊室。"刘主任，我用了你开的十剂中药后，病已完全好了。为什么以前用了那么多的中西药，不如你这十剂中药的效果好？"

"美尼尔氏综合征是现代医学名称，属祖国医学'眩晕'范畴。《金匮要略》云：'心下有支饮，其人苦冒眩，泽泻汤主之。'本方主治冒眩，冒眩是头目昏眩较重，乃水饮停于中焦上乘清阳之位，所以头目昏眩，甚则耳鸣，痛苦之极。泽泻汤由泽泻、白术二味药组成，以泽泻为主药，利水渗湿，使水饮从小便而去；辅以白术健脾，使湿去脾旺，清阳自升。两药相伍，一者重在祛湿，使已停之水饮从小便而去；一者重在健脾，使水湿运化而不复聚，即'泽泻利水而决之于内渠，白术培土而防之于堤岸'之说也。再辅以半夏白术天麻汤，健脾除湿，化痰熄风。决明子清肝热以熄风，配伍得当，效若桴鼓。"

"刘主任，我还要再服药吗？"

"恐灰中有火，以防死灰复燃，建议你再服几剂，以杜绝发病之根……"

正说话时，卫生局姜股长带着一个十八九岁的男青年来到我的诊室。"刘主任，我儿子患病毒性心肌炎反复发作，发作时心悸气短、胸闷不适。1周前感寒病又发作，觉心悸、心烦，夜寐不宁，头晕乏力，在县医院住院治疗1周效不著，特请你给用点中药……"

刻诊：发育正常，面色㿠白，痛苦貌，心悸心烦，夜寐不宁，心前区隐痛，手足逆冷，苔薄质暗边有瘀点，脉沉细而代。心电图示：窦性心律，频发室早，呈二联律，ST段下移0.1mV。此乃心气亏虚，脉络淤阻，心阴不足，心阳不振所致，拟补心气、通心络、滋心阴、振心阳为治；宜炙甘草汤出入：炙甘草30g、红力参10g，干姜10g，附片10g，桂枝12g，麦冬15g，丹参30g，黄芪20g，苦参20g，菱皮20g，郁金15g。三剂水煎服，日一剂。

药后诸症大减，药症相符，守法再进，先后服 12 剂，临床症状及体征消失而出院。

姜股长在她儿子出院的第三天见到我便说："刘主任，我儿子住院期间用了这么多药，效果不好，你给用了三剂中药就见大效，又服了几剂后病就好了，这是为什么?"

"外感虽为病毒性心肌炎的主要致病因素，但根本的原因是正气虚，复感外邪，内舍于心而成病，祛除外邪、扶助正气、适当休息是非常必要的。方中力参、黄芪、炙甘草养心益气扶正，干姜、附片、桂枝温阳散寒，丹参、郁金行气活血通络，栝楼宽胸通痹，苦参抗心律失常，麦冬强心。诸药合用，可起到益心气、通心络、养心阴、振心阳、强心止痛之功。"

三十九、小儿肤薄脏腑嫩　清开灵合西瓜汁

1994 年 7 月的一天上午，我族孙小培夫妻俩抱着一个不满周岁的孩子来到我的诊室。小培说："爷爷，我儿子发高烧已五天了，无论用什么退热剂，热当时虽能退点，但药力一过仍发高烧。我和他妈都急死了，今天特来请您老看看怎么把他的热给退掉。"

刻诊：患儿发育正常，营养佳，精神萎顿，不思乳，时烦躁啼哭，偶惊厥，肌肤灼手，前囟稍凸起，心

肺（一），体温 39.2℃。查血：白细胞 $8.0 \times 10^9/L$，中性 0.64，淋巴 0.36，苔薄黄质稍红，脉细数，此乃伤暑所致。拟清暑益阴，镇惊为治，给清开灵（北京中医药大学生产、地坛牌）10mL 加入 5% 葡萄糖注射液 250mL 中静滴。药后当日下午体温渐降，至次日早晨查房时体温降至 37.8℃。再给上药一次，至下午体温降至 36.8℃，临床症状消失，欲思乳，其父母面带笑容，留观一天出院，并嘱：多给饮水及西瓜汁。

学员小彭说："刘老师，这孩子用退热针热也退不净，怎么用了清开灵两天热就退了？"

"今年夏季我们地区久旱无雨，持续高温，最高气温已达 38℃ 以上，大人都有不适感，何况是小儿！因小儿脏腑娇嫩，形体未充，夏令溽暑，汗出必多，卫外不固，阴液阳气易随汗出。又小儿稚阴稚阳，不耐暑热的伤耗，营卫气虚，肌腠不密，构成了容易受病的内在因素。一旦暑湿病毒或疫疠之气流行传染，小儿每易感受，且以婴幼儿为多。正如吴鞠通在《解儿难·暑痉》中指出：'小儿肤薄神怯，经络脏腑娇嫩，不耐三气发旺，邪之来也，势如奔马，其传变急如掣电。'故本病卒然而发。清开灵是在安宫牛黄丸的基础上研制而成。安宫牛黄丸为名贵中成药，被誉为'温病三宝'之一。清开灵中牛黄可解毒、镇静、开窍，水牛角与犀角中均含角蛋白，其角蛋白中氨基酸种类相近，具有强心、镇静、解毒作用。海珠母有清热解毒、安神益阴之功，栀子清热解毒、镇静安神、清退三焦之盛热，并有抗病毒、抑制细菌生长及对整体的调节作用。故用治小儿暑热效果极佳。清开灵在临床上还可治疗中风等多种疾病……"

"刘老师，你让孩子多饮水好理解，但让多服西瓜汁是什么道理？"

"西瓜有天生白虎汤之誉。元朝吴瑞《日用本草》云：'甘、寒，入心、胃、膀胱经。清热解暑、止渴利尿。治暑热烦渴，热盛伤津，小便不利。'西瓜既可生吃，亦可取汁饮。"

四十、芪术三甲汤治臌胀　惊动海内外有关人

本着"人类总得不断地总结经验，才能有所发明，有所创造"的宗旨，我将20年来治疗肝硬化腹水的临床经验进行了总结，撰写了《芪术三甲汤治疗肝硬化腹水125例》一文，发表于《陕西中医》上，不久收到了中国文化研究会传统医学研究会主席麻仲学博士的邀请，让我于1994年3月10日参加在北戴河举行的首届"生命力杯"世界传统医学优秀论文颁奖大会，我如约参加了颁奖大会。大会执行主席——陕西中医学院张学

文教授宣布："请安徽的刘桂营医生在大会上做出书面发言。"我激动地走向主席台，做了题为《芪术三甲汤治疗肝硬化腹水125例》的报告，受到了与会专家们的好评及长时间的鼓掌，休会期间许多同仁和我合影留念。

返回灵璧后，灵璧电视台、安徽电视台、安徽人民广播电台、《拂晓报》《新安晚报》等新闻媒体对此做了报道，一时找我治疗肝硬化的病人接踵而至，他们分别来自南京、合肥、蚌埠、阜阳、徐州及周边县乡。一时使我的诊室排起了长龙，我认真地为他们诊治，让他们高兴地返回。

一天下午，我诊室来了一位中年男子。他问道："你是刘医师吗？"

"是，有什么事？"

他从身上拿出一张介绍信给我看，看后知道他受合肥市传染病医院医务处的委托，来购买我的"芪术三甲汤"方子的。

"刁主任，你是中医还是西医？"

"是西医。"

"中医看病讲辨证施治，方子是死的，人是活的，根据不同的病情，适当地进行加减变化才能取效。芪术三甲汤是我通过20多年的临床实践总结出来的，绝不是用金钱来衡量它的价值的，因为你也是医生，是为病人服务的。你们单位领导让你来购买我的方子，也是想让更多的肝硬化患者早日康复。我的这个方子绝对不能卖给你，我可以分文不收，无私地奉献给你们医院，让我的这个方子在你院同仁的手中发挥更好的效果……"于是我把《陕西中医》上面的文章复印一份给了刁主任，他说了不少感激的话便离开了我的诊室。

刁主任走后，小彭说："刘老师，刚才刁主任要花钱买你的方子，你怎么没收钱就把方子给他了？"

"我受了十八年的教育，党和人民在我身上花了不少的钱，我应该尽心尽力地为人民服务。方子是我20多年心血的总结，我用它治愈了数以百计的肝硬化病人，使他们重返工作岗位，为祖国的社会主义建设发挥了应有的作用，这也是我对党和人民的贡献。刁主任把方子拿走后，他会使更多的肝硬化病人早日康复，这就是我最大的心愿……"

刁主任拿走我的处方不久，我收到了一封来自大洋彼岸的一封来信，打开一看：

敬启者：

本院与北京中国文化研究会传统医学专业委员会，联合主办之世界传统医学研讨会暨优秀论文颁奖大会，将定于1994年4月26日、27日、28日一连三天在美国拉斯维加斯的里维埃拉大酒店（RIVIERA · LAS, VE-

GAS）举行，素仰台端学识渊博、经验宏丰，乃当今杏林精英，而参赛之论文大作，业经大会审评录取，特函奉告，祈请早日进行办理出国手续，俾可依期前来参加大会，共策进行是荷，谨致刘桂营医师。

台鉴

美国中医药学研究院

院　　长：罗志长

副院长：黎剑文

潘汉松

林庆成

1993 年 9 月 9 日

四十一、出国领奖无经费　多国相邀未成行

一天上班的路上遇到农业局刘局长，他说："刘医师，你去美国开会的手续办好了吗?"

"没有。"

"为什么?"

"没有钱!"

"那能要几个钱，我和县长三人到荷兰、香港考察也就花去四千多美元……"

"你们那是为公。为去美国，我也曾找过县长和卫生局长，他们都说没有这笔经费。去美国要一千九百多美元，而我每月工资仅一百三十元，我十年不吃饭也不

够去美国一趟的路费……"

几天后的一个周日上午，我的一位老友邀我去他家做客，我如约而至。我到时他家已有几位老友先我而至，席间老友张先生说："刘医师，你去美国的手续办完了吗？"

"没有钱怎么办？"

老友李主任说："刘医师，要不我们几个给你借。"

"借钱我是不同意的，我身上目前本没有经济包袱，一旦借钱去美国我就背上了这个经济包袱了。即使去美国领回了什么金杯、银杯，回国后奖杯也不能当钱用，你们哪个又愿意我拿奖杯抵你们的债？我觉得现在新闻媒体对这件事也做了报道，我也心满意足了，去不去美国也无所谓！"

由于媒体的作用，国内外许多团体及杂志社就纷纷发来约稿函及参会、领奖函，几乎每天都能收到不少这样的信函，最多一天能收到 8 封这样的信。

一个星期一的上午刚上班，传达室送来了中国中医研究院的信函，打开一看：

刘桂营同志：

你申报的论文《芪术三甲汤治疗肝硬化腹水 125例》一文，经评审委员会评定，荣获首届'医圣杯'中医药学术著作与论文奖优秀奖，我们向你表示衷心的祝贺！《中医杂志》一九九四年第三、四期将陆续公布获奖名单，请出席 1994 年 3 月 17 日上午在北京举行的颁奖大会。

此致

敬礼！

中国中医研究院科技信息中心

1997 年 2 月 4 日

没过几天又收到了一封来自香港的信函，打开一看，上面写道：

尊敬的刘桂营阁下　台鉴：

经广泛查询和慎重审核，并鉴于阁下在医学工作中的实绩和在当地享有的声誉，你被确认符合《世界名医大全》（中国卷）的入选条件，现特奉函通知，并致衷心的祝贺！

……

香港新闻出版社

香港贸易局国际商务中心

1995 年 11 月 1 日

1995 年年底又收到了一封来自大洋彼岸的信函：

敬爱的刘桂营：

96' 首届国际中医药杰出成果交流展示会暨医药产品展销会，已订于 1996 年 5 月 17 日至 27 日在美国洛杉矶市林肯豪华大酒店 （1239，Lincon AVE，MontereyparR，CAP175，USA）正式召开。

你的论文《芪术三甲汤治疗肝硬化腹水 125 例》已被本届大会录用，经专家评定为杰出论文奖。

大会热情邀请你来美国洛杉矶参加大会交流和领奖。

美国国际中医药研究院
1995 年 7 月 28 日

就这样，先后收到了美国、英国、法国、德国、新加坡、马来西亚、泰国、越南、朝鲜、加拿大、菲律宾等十几个国家和地区的邀请，但遗憾的是均未能成行。

四十二、疑难病针刺效良　旋磁排石愈胆石

1995 年 5 月上旬的一天上午，我收到了第二届国际传统医学与按导医学研讨会组委会发来的通知：

刘桂营医生：

你发表在美国《国际临床针灸杂志》上的《疑难病针刺治验》一文被大会录用，并获优秀论文一等奖。请于 5 月 18 日至 21 日来武汉参加学术研讨会。

第二届国际传统医学与按导医学研讨会组委会
1995 年 5 月 3 日

我应邀参加了这次学术会议，会议期间除参加学术研讨外，并组织参观了东湖风景区及黄鹤楼等名胜古迹。我在东湖见到了数千年前的编钟，并听到了演奏的

古音乐，仿佛回到了数千年前古人生活的年代，真正体会到了我们祖先的伟大，他们用智慧的双手制造出这么精美的乐器。在黄鹤楼上向北望去，滚滚长江向东流，长江大桥飞架南北，来往的车辆像蚂蚁一样穿梭于大桥之上，不由让我想起了毛泽东主席的"一桥飞架南北，天堑变通途"的伟大诗句。这也说明了我国广大劳动人民在党的领导下，发挥聪明才智建造了长江第一桥，可谓"世界壮举"。

会议期间我还和瑞典威廉．A博士等讨论了传统医学的发展趋势和发展的重要性，并和他们一道合影留念。

休息时我想，国际友人都这么重视中国医学，他们以极大的热情投入到学习中医及中国针灸，他们的精神实在可嘉！可悲的是，在我国曾一度出现了废除中医的谬论，这一小撮人受到了广大爱国志士的抨击和唾弃。

1995年秋，华东地区急腹症专业委员会给我发来通知：

刘桂营同志：

你发表在《实用中医药杂志》上的《旋磁排石仪治疗胆囊炎、胆石症178例》被评为全国优秀论文一等奖，请接通知后赴青岛参加急腹症学术研讨会

华东地区急腹症专业委员会

1995年6月16日

7月的一天我如约赴青岛参加急腹症学术研讨会，

会上受到了全国急腹症专业委员会主任、中国工程院院士吴咸中教授的接见，并合影留念。

会议期间，济南的一位参会代表陈先生问："刘先生，你用施磁排石仪治疗胆囊炎、胆结石的原理是什么？"

"应用磁性材料治病，早在《神农本草经》中就有记载。《名医别录》中也记载了磁石的作用。历代医家对磁石的入药及其性味归经，内服外用的适应症及禁忌均进行了阐述。20世纪60年代初，应用磁场治病在我国兴起，根据生物磁学的理论，认为人之所以生病，是由于人体内磁场失调而造成。人体的代谢活动的结果产生频率不同、波形各异的生物电流和伴随而来的微弱生物磁场。外加磁场作用于经络穴位上，对体内生物磁场失调可给予补偿。旋磁排石仪的探头放在胆囊区，即可产生按摩胆囊、排出瘀血、加速血液流通，促使胆囊收缩、胆管扩张及奥狄氏括约肌松弛的效应，达到恢复肝胆功能，利胆排石的功能。

耳是人体在耳壳部位倒立的缩影，诸经皆循行于耳，磁珠压迫耳穴，一方面可以疏通经络，另一方面加强了旋磁排石仪的探头在胆囊区的磁场效应。因此，更加强了肝胆功能的恢复。

在应用旋磁排石仪治疗胆囊炎、胆石症时，发现农民及体力劳动者效果显著，而城镇居民和工作干部疗效较差，这可能与活动量及饮食习惯有关，其机理可在今后临床上进一步探讨。

四十三、辨证求因治肾石　通淋化石是大法

1995 年 7 月的一天上午，县医院门卫老程带一位中年女子来到我的诊室。他说："刘医师，这是我表妹，她一月前出现腰痛，自认为是劳累所致，未予注意。偶尔痛甚去医院，推拿后疼痛也能缓解。前几天劳动后突然出现腰部绞痛，并解血性小便，急去镇医院检查。B超示双肾结石，经给补液及解痉剂后，临床症状缓解。昨天晚上又突然出现腰部绞痛、解血性小便，尿急痛。今特来找我让我找个专家给看看，我便把她带来了……"

刻诊：发育正常，面色苍白，痛苦貌，全身出冷汗。痛剧时不但欲呕而且欲解大小便，痛牵少腹，苔白微腻，脉细弦。查尿：红细胞（＋＋＋）、白细胞（＋＋）。B 超示：双肾结石，最大直径 5mm。根据脉症，此乃湿热内蕴，水液失调，久痛积而成疾，拟清热利湿、化石通淋、祛瘀止血为治；宜自拟的排石汤：金钱草 60g，瞿麦 12g，云苓 15g，泽泻 15g，黄芪 20g，炒白术 12g，内金 20g，白芍 60g，甘草 12g，地榆炭 30g，旱连草 30g，车前子 30g（包煎），滑石 30g（包煎），海金沙 30g（包煎）。2 剂水煎服，日 2 剂。

次日来诊时说："连服 2 剂药后病去大半……"药症相符，守法再进 3 剂，日一剂水煎服。

一次在给学员们上课时学员小董说："刘老师，上次县医院门卫老程带来的那个肾结石病人现在如何？肾结石是怎么形成的？"

"这个病人先后共服中药 50 余剂，尿中排出数枚结石，临床症状消失，查尿（—）。B 超：双肾未见结石影。肾结石病人多由肥甘厚味致湿热蕴积下焦，复与尿中沉浊物互结，日积月累，遂缓慢结聚为块。小者为沙，大者为石，或留于肾，或留于膀胱，或在尿道。下焦湿热，积结成石，不能随尿排出，阻滞尿道，故腹部绞痛，并沿输尿管向下放射至会阴部，有时出现血尿，在绞痛时血尿更为明显。如继发感染时，可出现发热、尿频、尿急、尿痛，甚至脓性尿等肾盂肾炎的症状。其治疗宜清热利湿、通淋化石法。冰冻三尺，非一日之寒，结石也非一日形成，故治疗亦需长期服药方能见效；但也有个别病人服药较少，结石就排出了。如周×肾结石仅服一周中药，结石就排出了。也有服用 3 个月病未全愈的，这可能与个体差异及对药物的敏感性有关……在治疗时，还要根据病情的变化，方药随之进行调整，才能达到预期的目的。"

"刘老师，为什么这几年我们地区的结石病人这么多？"

"记得老的《实用内科学》上说：'安徽省怀远县是肾结石症高发区……'我们这儿以前农村大都吃井水，现在大都吃压井水。一般打上来不经过沉淀就吃，这样地下水中的大量矿物质就被吃进了体内，可能有特异体质之人便会形成结石。另一方面由于科学技术的发展，以前遇到此类病人无法做出明确的诊断，也只能根据临床症状或手术后才可下结论。而现在只要有结石，一般的 B 超都能查出来……"

"刘老师，你自拟的排石汤组方原则是什么？"

"治疗肾结石要根据结石形成的原因来决定组方原则，因肾结石大都是湿热积于下焦，与肾中沉着物互结，日积月累，久而成石，这就要用清热利湿、通淋化石法治疗。排石方中金钱草具有清热解毒化石的功用，一向被医家首选为治疗结石的主要药物。云苓、泽泻、白术健脾利湿，可协助排石药发挥效力。内金既能健脾消食又能化积化石，车前子、滑石、海金沙均可清热利尿、化石排石。如出现血尿，就可加入瞿麦、地榆炭、旱连草等凉血止血。至于黄芪一方面可增强人体的免疫功能，同时又可增强利尿排石的作用。诸药合用，相得益彰，确实是治疗肾结石的一张良方……"

四十四、中药治疗肝结石　西医惊叹直摇头

1996 年 6 月，中华儿女传统医学优秀成果评委会，

及中国名中医学术研究会主办的第三届"华佗杯"传统医学优秀成果颁奖大会在北京举行，我应邀出席了大会。中共中央原副主席李德生将军、世界针联原主席王雪苔教授接见了会议代表并合影留念。

散会后我又回到了工作单位，上班的第二天上午，一位60多岁的男子带着一个十八九岁的女孩来到我的诊室。他说："我女儿患肝内胆管结石已花去上万元，病也没有治好，听别人说你用中药能治好她的病，我们今天特来请你看看……"

"你女儿的病比较难治，西医主张手术治疗，价格比较高，风险也比较大……"我用中药曾经治疗十余例，效果均比较理想。如果她愿意吃，我可以给她开几副中药吃吃看……我给她诊脉察舌后，便以自拟的排石汤出入开了十剂，水煎服日一剂。

二诊时，女孩子面带喜色说："刘医师，我吃了你开的十剂中药后，右胁疼痛明显减轻，吃饭也比以前多了，味口也好，精神也好了……"

"既然药症相符，守法再进。"她先后共服20剂中药后，大便排出一枚0.4cm×0.4cm的结石，右胁疼痛顿失，纳谷正常，停药观察。

一天下午上课时，学员小董说："刘老师，你上次给那位女孩治疗肝内胆管结石时，你说你曾经治疗十余例，你能否找个典型病例说给我们听听。"

1987 年夏天的一个上午，我的老朋友老曹带来一个 30 岁出头的男子来到我的诊室。老曹说："刘医生，我这表弟右胁疼痛，寒战高烧反复发作已有 5 年。发病时右胁有撑胀感，疼痛向右肩胛放射。当地医院按慢性胆囊炎急性发作治疗，效果不佳。后又去徐州某医院治疗。经 B 超检查：肝右后叶有多枚强光团伴声影，最大直径 6mm，诊为'肝内胆管内多发性结石'，建议手术治疗，他畏惧手术而回，今天他让我带他来找你给看看……"

诊见：患者发育正常，慢性病容，痛苦貌，面色萎黄，右胁隐痛伴寒战高烧，口苦纳差，有时出汗，巩膜轻度黄染，苔厚腻微黄，脉弦数；查体：体温 39.8℃，心律齐，心率 120 次/分，双肺（—），腹平软，右胁压痛明显并向右肩胛放射，肝功能正常。查血：红细胞 $3.8 \times 10^{12}/L$，白细胞 $11.0 \times 10^9/L$，中性 0.78，淋巴 0.22。宜自拟的排石汤出入五剂水煎服，日一剂。药后症减，热渐退，纳谷增加。药症相符，守法再进，并嘱清洗大便。在服至 28 剂时，发现大便排出结石 10 余枚，自觉诸症顿失。后又服 22 剂巩固之。

1987 年 10 月 9 日患者喜来告曰：自停药后无不适，体重增加，已正常上班。后又去徐州某医院做 B 超检查，肝内未发现结石，B 超室的医生问："在哪儿做的手术？"

"没有做手术，我是用中药治的。"

"不可能！中药怎么能治肝内胆管结石？！"

"如果手术治疗，必定有刀疤，我现在没有刀疤就是个明证。"

"真是不可思议！"B超室的医师摇摇头说。

小董接着又说："刘老师，你是根据什么原理给他用排石汤的？"

"肝居胁下，其经络布于两胁，胆附于肝，其经脉循行于胁，故胁痛之病主要责之于肝胆。《景岳全书·胁痛篇》云：'胁痛之病本属肝胆二经，以二经之脉皆循胁肋故也。'前面的女子和这位男子均由于肝郁日久，血流不畅，瘀血停积，胁络不畅而出现疼痛。治拟疏肝理气、祛瘀通络、利胆排石。方中金钱草清热解毒，为排石之要药。茵陈配郁金名为胆郁通，治胆道系统疾病很有效。柴胡、枳实疏肝理气，内金消食化积，丹参活血通络，白芍配甘草名为芍药甘草汤，有缓解痉挛疼痛之效。大黄泻热排石。"

四十五、河蚌治疗高血压 川浙多人求服法

1997年3月中旬的一天中午，下班刚到家电话铃响了，我拿起电话传来了一位四川口音的男子声音："是刘大夫吗？"

"你是哪位？"

"我是四川荥经县的史伟，在我主编的《中国当代中医论坛》中有你的《海马回春汤治疗阳痿 125 例》一文，在《当代名医类案》中有你十三个病案……你在《中国民间疗法》1997 年第 1 期上发表的《河蚌治疗高血压》一文我拜读了，而且我用此法试治几人效果确实不错，可以推广应用……"

史伟先生是四川成都市人，提童失母，与父为命，弱冠随父习医，自强不息，笔耕不辍，颇有所获。而立之年，深造学府，尊师重道，笃学好思，名师教诲，金针度之，其立身，以诚为本，以信为用；其治学，壁影萤光，韦编三绝；其交友，以文会友，以友辅仁，愿成人取义。

1997 年 5 月的一天中午，我又接到一位福建口音的男子的电话。"我在《文化生活报》第 2 版上看到你撰写的《河蚌治疗高血压》一文，我如法炮制，但河蚌就是化不完，不知何故？"

"可能与你用的河蚌蚌龄太大有关，要不可改用蚌龄小的，试着看看。"

大约过了十日此人又来电："刘大夫，听了你的话，我改用蚌龄小的河蚌，它就化完了，用过几天后就见效了。刘大夫，报纸上说的太简单了，你能否说说河蚌治疗高血压的机理？"

"阴阳的偏盛偏衰，气血功能失调，是高血压发病的内在因素。主要是上实下虚，上实为肝气郁结，肝火、肝阳上扰，气血并走于上；下虚为肾阴虚损，水不函木，肝失滋养，而致肝阳偏盛，患病日久，阴损及阳，又导致阴阳两虚。一般说，本病早期为肝阳偏盛，中期为肝肾阴虚，晚期多为阴阳两虚。本法适用于各期高血压的治疗。"

河蚌壳又名珍珠母，性味咸寒，具有平肝潜阳，定惊安神之功。可治肝阳上亢所致眩晕耳鸣，心悸失眠，烦躁不安等。蚌肉甘咸，具有止渴除烦、解热毒、益劳损等作用。食糖甘微温，能补虚健脾胃，增加能量，对各种高血压均有效，且其药源充足，使用方便，值得推广应用……

"刘大夫，听了你的一席话，胜读十年书啊！以后我要多向你请教……"

"哪里，哪里，这只不过是我们农村地区流行的一个小偏方罢了。今后抽空对我们地区行之有效的单验方进行整理，让它更好地为广大病员服务！"

四十六、茵陈蒲板治黄疸　经济实惠宜小儿

1997年4月初的一天上午，我的诊室来了一对中年男女带着一个八九岁的小男孩。母代诉："我儿一周前出现食欲不振，恶心呕吐，腹胀伴全身不适，右上腹隐隐作痛。近两天全身皮肤出现黄疸且逐渐加深，尿黄

赤，特带来请你给看一看。"

刻诊：患儿发育正常，巩膜及全身皮肤中度黄染，腹软，肝在剑突下 2cm，胁下 1cm，质中等，压痛较明显，脾未及。肝功能示：谷丙转氨酶 300″，谷草转氨酶 220″，HBSAg（—）、HAV（+），舌苔厚腻，脉滑数。根据脉症，乃属湿热内蕴之阳黄，拟清热解毒、利湿退黄为治；宜自拟的茵陈蒲板汤出入：茵陈 30g，蒲公英 30g，板蓝根 12g，鲜茅根 30g，藿香 10g，炒苡米 20g，川楝子 10g，焦查 10g，炒麦芽 20g，内金 10g，生大黄 5g。五剂水煎服，日一剂。药后诸症大减，药症相符，守法再进。先后共服 20 剂后临床症状消失，肝功能正常而停药。在一次闲谈中，黄知说："刘老师，我看你治疗黄疸型肝炎都要吃很长时间的药，怎么这个小孩没吃多少药病就好了？"

"平时你所见到的黄疸型肝炎大都是乙型黄疸型肝炎，它是一种比较难治的肝炎，对人类的危害也比较大。而这个孩子患的是甲型黄疸型肝炎，一旦治愈没有什么后遗症，全愈后可出现甲肝抗体，可以终身免疫。这个孩子患的是急性甲型黄疸型肝炎，由于小儿脏气清灵，虽用药不多，但康复较快，这说明本方对治疗甲肝具有较高的疗效；另一方面，可能与甲肝的自愈性强有一定的关系。"1997 年《安徽中医临床杂志》第二期，曾刊发了我的《自拟茵陈蒲板汤治疗小儿急性黄疸型肝炎 1000 例》。文前加了编者按：病毒性肝炎在我国发病率较高，仅乙肝病毒（HBV）感染率就达 40% ~ 70%。急性肝炎中的 10% 最终演变为慢性肝病，如慢性肝炎、肝硬化和肝癌，每年间接死亡 20 ~ 30 万人。因此，有效地治疗这 10% 的急性肝炎，成为切断其慢性演变的关键所在。我刊继 1996 年 8 月成功举办了全国中医、中西医结合肝病学术研讨会之后，本期还编发了一组以自拟经验方治疗急性肝炎的报道，以期于临床上对防治肝炎病变有所帮助。

"方中茵陈退黄作用较强，历代医家视为治疗黄疸之要药。蒲公英、板蓝根具有清热解毒利湿之功，茅根利尿退黄。四药相辅相成，共具清热解毒、利湿退黄之功。但是，临床上还要根据具体病情随症加减，且本方药味不多，取材方便，苦味不大，适于小儿服用。"

四十七、针刺治痿证　成就一家人

1997 年 6 月的一个星期天，应邀儿子陪我一道去尹集会诊。会诊完毕我和儿子一道到市场上去转转，刚走到一家肉摊前就听到有人说："刘医师，什么时候来的？"

我转身朝说话的方向看，只见一个四十岁出头，黑胖黑胖的男子笑嘻嘻地看着我。

"刘医师，还认得我吗？我叫孙浩，25 年前因跛行爸爸带我找你看病，我现在很正常。"说着他又走了几步给我看。接着他又继续说："你把我的腿治好后，第二年我就入伍了，在部队干了几年，由于文化水平低，我就复原回来了。回家不久市场也开放了，我就弄个肉摊卖起肉来了。现在一家四口人过得还不错，女儿上高中，儿子上初中。刘医师，我衷心地感谢你，否则哪有我们家的今天？"

"这是我们做医生的天职，病人康复了，我也就满足了……"

回到家中，儿子说："爸爸，我们今天上午在尹集见到的孙浩他是什么病？用什么方法治疗的？"

"那时你还小，孙浩的父亲当时是某厂的政工组长，一天下午他带着孙浩找我看病，他说：'刘医师，我这孩子自春天拉肚子治好后就出现点腿，后逐渐加重，经多家医院治疗也没有什么效果。前几天我又带他到上海几家大医院看，医生们看后都说是'无菌性坏死'，需要截肢治疗，我当时就惊呆了。回过神来后，我想，我们家在农村，没有了一条腿，今后怎么劳动？今后连老婆也找不到，这辈子他怎么过？于是我决定回来找你给想想办法……'

"上海几家大医院都这么说了，我又有什么好办法？"

"刘医师，你就死马当活马医，反正小孩我交给你了，随你怎么治，好坏我也不怪你。"

"那好吧！"

孙浩当时面色萎黄，右下肢肌肉萎缩，较左下肢细约 2cm，苔薄白，脉细弱。根据脉症，属脾虚失运、肌肉失养所致，宜补脾健运为治。取穴：足三里（双侧下同）、环跳、承山、风市四穴，强刺激不留针，间日一次，十次为一疗程。第一疗程后症状明显好转，经治疗三个疗程后跛行消失，双下肢等粗，停止治疗。后来就出现了孙浩所说的那些话。

"爸，你取这四个穴的道理所在？"

"《临证指南医案·痿·邹滋九按》云：'阳明为宗筋之长，阳明虚则宗筋纵，宗筋纵则不能束骨而流利于机关，此不能步履，痿弱筋缩之症作矣。'本案取穴均为三阳经穴，三阳经又以阳明经穴为主治之关键。因阳明为多气多血之经，阳明经气通畅，则正气旺盛，而机体功能易于恢复。首取足三里者乃宗古人'治痿独取阳胆'之意。环跳、风市为足少阳胆经之穴，承山为足太阳膀胱经穴，它们都有治疗下肢麻痹的作用，故用上四穴治疗痿证效果较好……"

四十八、评职称何必打招呼　急性丙肝中药可医

1997 年职称评定开始，某领导建议："打个电话给省某局长打个招呼。"我觉得对于职称评定要以实力为

准则，没有必要和省里打招呼，能不能评上主任中医师，那就要看你的软硬件是否过硬。我觉得我评不上的可能性不大，因为我当时已在国内外发表学术论文30余篇，因此我也就没打电话给省里的某局长。

1997年10月的一天上午，我收到了一封来自皖南医学院的信，打开一看是我大学时的一位老师李济仁教授写来的，信中说：

桂营医师：

此次我参加省职改办的高职评委会，见到了你的晋升材料，30名评委全票通过，大家一致认为你写的论文水平高，有一定的学术价值和科研价值……祝贺你已被评为主任中医师！

同仁：李济仁

李济仁老师，文革前在安徽中医学院工作，他曾教授我的中医内科学，上课时引经据典，同学们都爱听他讲课。不想20年后又收到了他的来信，信虽不长，但这是他对我20年工作的肯定。李老师，1931年生，当代著名中医学家，自幼攻儒，后随新安名家张根柱、汪润身习医。1955年至1956年，在安徽中医进修学校（安徽中医学院前身）师资班学习，1956年在北京中医学院《内经》师资班进修。1958年至1974年，在安徽中医学院、安徽医科大学工作，1974年至今在皖南医学院工作，任教授、主任中医师。为国家首批硕士研究生导师，首批全国 500 名名老中医，中国中医药学会风湿分会五老之一，首任安徽省中医学学会副理事长、新安医学会副会长等，2009 年被评为全国 30 名国医大师之一。业医 60 余载，临床于内科、妇科疑难杂症颇为精擅。曾出版《济仁医录》《痹证通论》《痿证通论》《新安名医考》《大医精要》等专著 10 余部，发表学术论文百余篇，主持科研课题多项，并获省科技进步三等奖，省高校科技进步二等奖。1994 年享受国务院特殊津贴，被载入英国剑桥、美国 ABI 出版的《世界名人录》及《中国人物年鉴》。

1997 年 11 月，我的主任中医师资格证书已发，许多同仁好友前来祝贺！他们的祝贺是对我的鞭策，让我下定决心搞好本职工作。大家正在说笑之际，县法院解院长及夫人带一位年近 30 岁，且体胖的女子来到我的诊室。解院长说："刘医师，祝贺你又晋升为主任医师！今天请你给我侄女看看病。"

解院长的侄女从包中拿出一叠病历及检查单给我看。她说："我在外地务工，人流后即觉不适，后查肝功能：总胆红素 209mmol/L，直接胆红素 23.3mmol/L，间接胆红素 26.5mmol/L，谷丙转氨酶 5 632"，谷草转氨酶 4 838"，谷氨酰氨转酞酶 185"；HAV（—）、HBV（—）、HCV 阳性，诊为丙型肝炎，建议住院治疗，因无钱而返回原籍治疗。"

诊见：患者发育正常，急性病容，巩膜及全身皮肤深度黄染，纳差乏力，尿黄赤染地，肝在肋下2指，质软，轻度压痛，脾未及；腹壁无静脉怒张，无腹水征，苔白腻，脉弦数，体温37.8℃。根据脉症，乃体内素蕴湿热，人流时又感邪毒所致；拟清热利湿，解毒化瘀为治，宜茵陈汤出入：茵陈50g，郁金15g，栀子12g，大黄5g，二花20g，公英30g，黄芩15g，五味子10g，炒苡米30g，炒麦芽30g，赤芍50g，丹参30g，焦查12g，云苓15g，泽泻15g。五剂水煎服，日一剂。

二诊时诸症大减，效不更方，又进十剂。查肝功能除谷丙转氨酶45"外，余皆正常，再进十剂以巩固之。

数月后，解院长陪夫人来看病，问及侄女之病，解院长说："自服你开的25剂中药后病就好了，现在外地务工。我侄女的病这么重怎么治疗20余天就好了？你用的是什么灵丹妙药？"

"治病的关键是在于辨证的准确，才能桴鼓相应。你侄女虽然肝损较严重，但其身体素质好又年轻，这是根本的问题。她之所以患这种病是因为身体肥胖，内湿偏重，加之在南方潮湿之地务工，恰又做人工流产术，不慎邪毒随血液进入体内而致病。根据其成因，用历代治疗黄疸之名方——茵陈蒿汤加味治疗本病，用药虽不多，但取得了预期的效果。愿她慎起居，忌酒荤，注意劳逸结合……"

四十九、急性阑尾炎不开刀　胃下垂可用芪升壳

1998 年春天的一个上午，一位中年男子用平板车拉来一位少年男子找我看病。他说："刘医师，我儿子在学校腹痛、纳差、呕吐 1 天，校医务室说是消化不良，对症治疗不效，且病情加重伴发热，今特拉来请你给看看……"

诊见：患者发育正常，痛苦貌，面潮红，蜷曲侧卧位，口干作渴，大便 2 日未解，肝脾未满意触及，麦氏点压痛反跳痛明显。体温 39.2℃，结肠充气阳性，腰大肌试验阳性。查血：白细胞 $18 \times 10^9/L$，中性 0.90。淋巴 0.10。根据脉症，诊为"急性阑尾炎"，建议手术治疗。患者畏惧手术，要求保守治疗。遂给予纠正电介质紊乱，加用中药：大黄 10g，桃仁泥 12g，冬瓜子 12g，二花 20g，公英 30g，丹皮 12g，麦冬 15g，元参 30g，生苡米 30g，元胡 15g，木香 12g，竹茹 10g，芒硝 10g（冲服）。一剂水煎服。

次日查房时病人精神好转，大便已通，腹痛大减，体温 37.8℃，中药继服。上方又进五剂后临床症状消失，查血象正常，留观一天，无任何不适而出院。

病人出院后小董说："刘老师，这个病人的发病原因是什么？怎么仅用六剂中药病就好了？"

"阑尾炎的发病原因与饮食不节、寒温失调、忧思

抑郁等因素有关，在治疗时应针对病因及疾病的不同阶段灵活用药，方可取得满意效果。急性阑尾炎是外科的常见病，居各种急腹症手术之首位，西医一般采用手术治疗，祖国医学认为本病属肠痈范围。我根据自己的临床经验，结合他人治疗急性阑尾炎的经验，再结合病人的具体情况，给予大黄牡丹皮汤出入。大黄牡丹皮汤是治疗肠痈初起尚未成脓的有效方，加上清热解毒及利湿的二花、公英、苡米、麦冬、元参等，药物切合病机，故疗效满意……"

我们正在讨论阑尾炎的病因病机及治疗时，门诊又来了一位 50 岁左右、形体消瘦的女子。她说："刘医师，我胃脘部不适有下坠感已有五年，近因家务繁忙，病情加重，尤以食后为甚，偶泛酸，经多医治疗不佳而来请你给看看……"

诊见：发育正常，五官端正，形体消瘦，面色萎黄，纳差乏力，胃脘部有下坠感，以太息为快，偶乏酸，苔薄白，脉小弦。经 X 光钡餐胃部造影示：胃底部在胯骨连线下 7cm，提示重度胃下垂。根据脉症，乃操劳过度，脾胃受伤，中气下陷所致，拟补益脾胃、升提下陷之气为治；宜自拟的芪壳升提汤出入：黄芪 100g，炒枳壳 30g，升麻 20g，炒白术 12g，白及 20g，乌则骨 30g，陈皮 15g，半夏 12g，竹茹 10g，内金 15g，砂仁 10g（后下），木香 12g，建曲 15g，防风 12g，柴胡 12g。

五剂水煎服，日一剂。

二诊时诸症大减，她说："刘医师，我这病经那么多医生治疗效果均不好，怎么服了你五剂中药就大有好转，这是为什么？"

"现代医学认为：胃下垂是由胃韧带松驰所致。祖国医学虽无胃下垂之病名，但根据临床症状当属'胃脘痛''胃胀'范畴。其病因是由于饮食不节，或劳累过度，损伤脾胃，脾胃失运，气虚下陷所致。针对病因，补脾益胃、升举下陷之气为治疗大法。芪壳升提汤是由补中益气汤化裁而成。补中益气汤是治疗中气下陷之名方，再加上具有治疗胃下垂功能的枳壳，更加强了补中益气汤的升提作用。建曲、砂仁健胃消胀，防风鼓舞胃气，全方共具补脾益胃、升提下陷之气的作用，故用治胃下垂如桴鼓相应。"

她听后点头说："原来是这样！"

根据她的病情，以原方出入，先后共服 50 余剂后，临床症状消失，又经 X 光钡餐造影，胃基本上处于生理位置。

五十、单味草药治支扩　结核吐血用之瘥

1998 年年底的一天上午，一位 60 多岁的妇女来到我的诊室，进门便说："刘医师，还认识我吗？"

"认识，有什么事？"

"我咳嗽反复发作已有2年余，近来加重，咳嗽时吐血，在家他爸开药也无效（其夫为乡村医生）。后又去徐州市某医院检查，诊为支气管扩张吐血，经对症治疗依然无效，他爸让我来找你看看。"

刻诊：患者慢性病容，时咳嗽，偶吐血，动则气急，苔薄，脉细数。此肺阴不足，热伤肺络所致，拟滋阴清热止血为治；宜用单方旱连草200g煎水饮，日3次。

"刘医生，我用了那么多药都无效，你只给我开这一样药能行吗？"

"我单用此药治疗了不少咳嗽吐血的病人，有的只用2天就好了，不管是支气管扩张出血还是肺结核出血，用后均有效，如不信可回家先用一周后再说……"

二诊时他说："刘医师，用你开的这药真灵，服一天后咳嗽减轻，吐血量极少，两天后就不咳嗽吐血了。我这七天药吃完了，还要再用吗？"

"恐灰中有火，以防死灰复燃，我建议你继续再用一个月，以后就可能不会复发了……"

病人走后，学员小马说："刘老师，你说用旱连草治疗不少咳嗽吐血的病人，能否给介绍一下典型的病人？这药的药理作用是什么？"

"20年前一位患肺结核的病人，因吐血来找我治疗，因其家中经济困难（妻、女均患肺结核），抗痨药也奇缺（当时青链霉素都要发牌给医生，每周每个医生发给10g链霉素牌，用完无牌不给药）。当时时兴一根针一把草治疗疾病，于是我就用旱连草给予治疗，经用药2天后咳嗽逐渐减轻，服用一周后咳嗽吐血皆止。坚持服用一年，不但咳嗽吐血未再发作，而且胸透示'右上肺钙化灶'，其病已全愈。他又用此法给妻子、女儿服用，效果也很理想。旱连草别名墨旱莲、墨汁草、止血草，性味甘、酸、凉，入肝肾经，凉血补血、补益肝肾，可治吐血、咯血、尿血、便血、血痢、崩漏等。用30～90g煎水服，治疗外伤出血，用鲜品洗净捣烂外敷。此物我们此地比较多，生长在潮湿之地，尤以在发水后更多。以后在临床上可以试用一下，以观其效。"

五十一、中医药报刊文章　廊坊父子求医忙

1998年12月中旬的一天上午，宣传部胡部长来到我的诊室。"刘医师，你看看这张报纸。"说着他递给我一张报纸。

我拿来一看，是1998年12月9日出版的《中国中医药报》。在第一版《群星璀璨》专栏，刊登了一篇由胡部长写的题为《为了濉河两岸群众——记安徽省灵璧县中医院主任中医师刘桂营》的文章，并配发了一张六寸工作照。我一口气把它看完后说："胡部长，你写这篇文章的素材是哪来的？"

"这些素材是我上次写中医院建设方面的材料中的一部分,有一部分是听病人说的,我也曾一一向你核实过。同时,在和你的谈话中我也了解了你的不少情况,总之,我把这些素材加工整理就成了这篇文章,没想到这么快就登出来了……这张报纸就送给你作纪念吧!"

　　12 月底的一天上午,我的诊室来了三个人,其中有两个中年人,一个是 20 岁左右的小伙子。矮个子张老师说:"刘主任,他俩是我亲戚,在《中国中医药报》上看到了有关你的报道后,他给我打来电话核实了情况后,昨天急急忙忙地从廊坊市赶来了,今儿我带他爷俩来找你看病。我们正说话间,另一个高个中年男子从包中拿出一叠病历及检查单给我看。我看后得知他爷俩均是慢性乙型肝炎。通过望闻问切后,以自拟的芪术金牛汤出入:黄芪 20g,炒白术 12g,丹参 30g,二花 20g,牛角丝 10g,郁金 15g,云苓 15g,泽泻 15g,虎杖 20g,板蓝根 15g,炒麦芽 30g,炒苡米 30g,夏枯球 15g,黄芩 15g,五味子 10g,甘草 12g。60 剂水煎服,日一剂。并嘱服完药检查肝功能,随时电话告诉我,以便根据情况调整药单。

　　1999 年春节刚过,张老师来到我的诊室。"刘主任,我廊坊的亲戚来电话说,他爷俩吃了这一个月的中药后感到比较舒服,饭量增加了,精神也好了。查肝功能显示除大人谷丙转氨酶 60",儿子谷丙转氨酶 55"外,其余指标皆正常，还让我再给他们拿一个月的中药邮过去……"

"药既对症，也不必再调处方，可按原方再服一个月……"

"刘医师，他们在京津之间，北京、天津有不少名医，他们也看了不少专家教授，吃了不少中西药物，但效果均不理想，而吃了你开的一个月的中药后病情就大有好转，这是为什么？"

"中医讲辨证论治，同一个病可用不同的方法治疗。我看了他们的病历，大多中医是以清热解毒利湿为治，而西药大都是抗病毒药。我是根据病人体质，给予一些增强免疫功能的药物，再加上健脾利湿之剂。正如医圣张仲景所说：'见肝之病，知肝传脾，当先实脾。'所以，只服用一个月的中药就见效了，建议他们最好能坚持半年，可能效果会更好，也可能会有奇迹出现……"

1999年国庆节刚过，张老师又来到我的诊室。"刘主任，我廊坊的两位亲戚用中药已半年了，经检查，我表弟肝功能正常，表面抗体出来了。我表侄肝功能也正常，两对半1.5阳，临床无任何不适，还要吃中药吗？"

"现在可停药观察，三个月后再查肝功能和两对半，如你表弟的表面抗体仍阳性，那就可以说是彻底治愈了。如你表侄仍是1.5阳的话，说明是处于恢复状态，也不一定要再服药，以后每隔3个月至半年就要查一次肝功能和两对半，如还是这样也算是临床治愈……"

五十二、通脉汤治脉管炎　青年免于截双肢

1999 年 1 月的一天上午，一名中年男子来到我的诊室。他说："刘主任，城关的张医师介绍我来找你看病，她说她的邻居和我的病是一样的，是你用中药治好的……"

据述：两年前开始双手青紫发凉，曾多方医治无效，病情逐渐加重。现在左手中指及右手食指变黑、破溃流水，疼痛难忍，夜间尤甚，有时疼痛得彻夜不能入睡，遇冷病情更甚。后经蚌医附院诊为血栓闭塞性脉管炎，建议截肢治疗，未同意手术而来求治于中医。

刻诊：患者痛苦貌，双手从指尖至腕青紫如茄子，左手中指及右手食指变黑，破溃流水，双手冰凉，苔薄白，脉细弦。根据脉证，乃属寒湿侵袭、凝滞脉络所致，宜温阳通脉、祛寒化湿为治；宜自拟的通脉汤出入：麻黄 10g，附片 10g，细辛 3g，桂枝 12g，秦艽 15g，木瓜 15g，当归 12g，桃仁泥 12g，红花 10g，丹参 30g，赤芍 15g，川芎 12g，二花 12g，全虫 5g，蜈蚣 2 条。五剂水煎服，日一剂。

学员小马说："刘老师，刚才病人说张医师的邻居病情是什么样的？你用什么方治疗的？"

"这个病人是我的表侄，他和张医师是同村人。

1993 年 2 月来找我看病，他双下肢麻木疼痛逐渐加重已有十年，经多医治疗无效。后经徐州市某医院诊为'血栓闭塞性脉管炎'，经对症治疗效不佳而来找我服用中药。当时双下肢疼痛、肿胀，行动不便，双足青紫冰凉，苔薄质暗，脉细弱。给予自拟的通脉汤出入，先后共服 50 余剂后临床症状消失，至今已有六年，能正常参加体力劳动。"

五天后病人来复诊。他说："刘主任，你真行，我用了那么多中西药都无效，只用了你开的五剂中药后，疼痛大减，夜间也基本能正常睡觉，双手破溃处流水也减少。我这病的病因是什么？为什么用你的中药这么有效？"

"现代医学认为，血栓闭塞性脉管炎是一种周围血管的慢性闭塞性炎症，疾病伴有继发性神经改变，主要发生于四肢的中、小动脉和静脉，以下肢更为多见。多发于男性青壮年，其临床特点为患肢缺血、疼痛、间歇性跛行，受累动脉搏动减弱或消失，伴有游走性血栓性浅表静脉炎，严重者有肢端溃疡和坏死。本病多发于劳动人民，我国北方较南方为多见。本病病因还不明确，有些患者发病前有患肢骤受寒冻、潮湿或创伤的病史；吸烟被认为是致病的重要因素。祖国医学认为，血栓闭塞性脉管炎属'脱疽'范畴，主要是由于脾气不健、肝肾不足、寒湿侵袭、凝滞经脉所致；治疗以温通经脉、祛寒化湿为主。我给你用的方子，是我根据个人 30 年的临床经验自拟的通脉汤。通脉汤是由麻黄附子细辛汤加味组成，其中麻黄附子细辛汤是《伤寒论》方，功能温经助阳、解表散寒，再加入大量的活血化瘀之品及清热解毒的金银花，以加强通脉解毒的作用。张医师的邻居也是用这个方子治好的。你既然用药效果这么好，可多服几剂……"

这个病人用通脉汤加味先后共服 90 余剂后，临床症状消失，破溃的伤口完全愈合，至今病未再发。

五十三、省城来客　为父求医

1999 年春节刚过，我诊室来了一个持合肥口音的中年男子。他说："我父亲患肝硬化多年，经合肥多家医院治疗，病情时好时坏。最近看到《中国中医药报》上刊登了你的事迹，特来请你给我父亲治病……"说着从提包中取出一叠病历和检查单给我看。

我翻阅了所有的病历及检查单，确诊为肝硬化腹水，绝大部分医生用药都是保肝的西药，很少用中药。我便说："张先生，你父亲愿不愿意吃中药？如愿意我就根据这些病历及检查单给你父亲开些中药吃，看看效果如何？"

"行！我专程来就是想让你给父亲开中药吃，因为路远，可先开 20 剂吃吃看，吃少了也见不到什么效果……"

"张先生，吃中药要忌口，像你父亲这个病首先要忌酒，再者是肥肉、猪油及老母鸡；可以多吃鱼类、豆制品、猪肝、羊肝、瘦猪肉、牛肉等，公鸡鲤鱼也可以吃……"

病人走后，学员小马说："刘老师，我经常听你说让病人忌酒，这是为什么？"

"酒的主要成分是乙醇，乙醇经过胃肠道吸收后，有90%以上要在肝内新陈代谢生成乙醛，而乙醇和乙醛都有直接损害肝细胞的毒性作用，可使肝细胞发生变性坏死。正常人如果少量饮酒，肝脏可将乙醇和乙醛代解分解掉，不会引起肝细胞的损害。肝炎患者由于肝细胞有损伤，肝脏的各种功能都有下降，影响了对乙醇的解毒能力，故即使少量饮酒也会使受损的肝细胞进一步被破坏，使病情加重。"

"我们这儿民间有公鸡和鲤鱼是发物，为什么你还让肝炎患者吃公鸡鲤鱼？"

"公鸡和鲤鱼均是高蛋白食物，病毒性肝炎病人应多吃一些，特别是慢性或肝硬化病人，往往蛋白都低，食用公鸡鲤鱼也起到补蛋白的作用。至于民间习俗虽有公鸡鲤鱼是发物的说法，但肝炎病人不能吃公鸡鲤鱼是没有科学依据的，是错误的。"

3月初的一天上午，合肥的张先生又来到我的诊室。

他说："刘主任，我父亲吃了你开的 20 剂中药后饮食增加，精神好转，临床症状均有所减轻。"说着从包里拿出检查单给我看。

"从这张肝功能报告单看，你父亲的病情是有所好转，这说明我给你开的中药起到了作用……"

"为什么我父亲用了那么多的药疗效均不著，而只吃了你开的 20 剂中药就见效了呢？"

"我给你父亲开的中药是我通过 30 年的临床经验总结出来的一个用之有效的方子——芪术三甲汤。我用这个方子治疗数千例这类病人，用这个方子治疗的病例我也曾经总结过，写成论文发表在 1994 年《陕西中医》第 7 期上。这篇论文数十次获得国际金奖和全国金奖，它的作用原理我给你一个论文复印件，你看看就知道了……"

五十四、医生一误再误　大承气汤挽危局

1999 年 11 月的一天中午下班后我和朋友聚餐，回家后爱人说："你堂弟桂华的病很重，来家找你你不在，他和我说话时眼泪都掉下来了，现在在医院，你快去吧！"

我急忙赶到医院，只见医院院内停放一辆农用车，我走到跟前一看，原来是拉我堂弟的车。

"桂华，怎么了？怎么你一个人在这儿？"

"他们几个去吃饭了。哥，我这次病得不轻，怕是治不好了，以后可能就见不到你了。"说着说着眼泪不停地往外流。

"没关系，等他们几个回来后把你架到我诊室去，现在外面太冷了……"

半小时后几个人把堂弟架到我的诊室，经询问："半月前患感冒，村卫生室的医生为尽快治好，给予大剂量青霉素、先锋等点滴五天，效不著又改用先锋钡点滴三天，病仍未见好转，反而出现腹胀腹痛，大便五日未解，体温达39.2℃，又转到乡卫生院治疗。经查诊为'阑尾炎'，建议手术治疗，因畏惧手术而行保守治疗。先后用青霉素、先锋Ⅱ、先锋钡等点滴一周，体温始终波动在38.5℃~40℃，腹胀腹痛加剧，时欲呕，大便十二日未解。查血象：白细胞10.0×10^9/L，中性0.70，淋巴0.30，遂请外科会诊，诊为肠梗阻待排，建议剖腹探查。家属未同意，才来找你看看……"

刻诊：急性病容，痛苦貌，面潮红，肌肤灼手，时欲呕，腹膨隆拒按，叩成鼓音，腹壁无静脉暴露，肝脾未满意触及，大便已十二日未解。心肺（—），心率90次/分，律齐。体温39.5℃，苔黄厚而腻，脉弦数有力；查血：白细胞9.5×10^9/L，中性0.65，淋巴0.35；B超：肝胆未见异常，腹部有大量气体。根据脉症，此属治疗不当而致热结阳明，大便秘结不通所致，拟通腑泻热为治；宜大承气汤加味：川朴 12g，枳实 12g，大黄 10g，麦冬 15g，元参 30g，炒卜子 30g，生地 15g，炒麦芽 30g，柴胡 12g，芒硝 10g（冲服）。1 剂水煎服。

"哥，单吃中药能行吗？"

"你先吃这副中药，如果今晚能解三次大便，明天病就好多了。"

服第一剂药半小时后即觉肠鸣漉漉，40 分钟后解出燥矢 10 余枚，并排出大量秽气，腹胀呕吐大减。再服第二剂药，先后共解大便 6 次，临床症状基本消失，体温降至 38℃，腹中觉饥。

次日上午我去病房查房。

"哥，我现在饿得难受。"

"可先服些流汁。"

"哥，我用了这么多的药病未见好转，你只用了一副中药病就基本全愈，我这半个多月的罪真是白受了。哥，你说这是为什么？"

"你本来是感冒，本应抗病毒治疗，但由于医生治疗一误再误，致使体内菌群失调，以致邪热入里，蕴结于阳明而成阳明腑实症。所以，虽用大量的抗生素，不仅病未去反而加重，其原因在于粪毒从肠道再吸收而加重病情，故前医只好让你剖腹探查。我用的是《伤寒论》之方——大承气汤。大承气汤有增进胃肠道推进作用，有明显增加肠容积作用，对肠道叠能促进还纳，解除梗阻，还有增加肠祥血流量，降低血管通透性及抑菌抗感染作用，所以只用一副中药就病去八九。"

根据病情，上方去芒硝减枳朴用量再进 1 剂，留观一天，临床症状消失而出院。

2001 年清明回家上坟，正巧遇到了第一次为堂弟桂华看病的乡村医生培成。"俺老（当地凡爷爷辈的人，族孙均称"老"），桂华老的病我看了几天，乡医院又看了几天均未见效，怎么你只给开了两副中药病就好了？"

"你桂华老患的是感冒，也可以说是病毒感染，应该用抗病毒的药，如病毒灵、板蓝根、维生素 C 银翘片之类的药就行了，而你们用的是大剂量的抗生素治疗，可以说是失之毫厘，差之千里。犹如我们平时蒸大馍，你若把引子弄死了，那蒸出的大馍它就不发，就像死疙瘩似的。也可以说你们用了这么多抗生素，犹如引贼入室，所以病不但不好，反而加重……我用的是大承气汤，犹如把贼子驱出家门，家中就平安了。因此，病也就康复了。"

五十五、两获金杯奖　姐弟同求医

2000 年 5 月下旬的一天上午，邮政局小汪送来一个包裹，拆开一看，包内有一个金奖杯和两本证书。奖杯上写着：

授予刘桂营医师：

中华名医高新金杯奖

中国中医研究院特色医药合作中心

中华高新知识产权评委会

中国·北京 2000 年 4 月

中华名医世纪高新金杯奖荣誉证书上写着：

刘桂营医师：

你的"芪术三甲汤治疗肝硬变腹水 125 例"科研成果论文，具有较高的学术性与临床诊疗价值，经本委专家委员会评审为中华名医高新金杯奖，特发此证。

中国中医研究院特色医药合作中心

中华高新知识产权参评推选组委会

2000 年 5 月

中华名医科研成果论文证书上写着：

中华人民共和国原卫生部长钱信忠题词：

弘扬中华医学，造福人类

钱信忠

1999 年 11 月

正文写着：

刘桂营医师：

你的"芪术三甲汤治疗肝硬变腹水 125 例"科研成果论文，经专家评委会审评，已收录至中医古籍出版社出版的《中华医药大百科文库·中华名医诊疗通鉴》一书中，特发此证。

中国中医研究院特色医药合作中心
中国中医研究院特色医药合作中心编委会
2000 年 5 月 10 日

几个人正在观看奖杯和证书之际，三中的马校长来到我的诊室。他说："刘医师，我有一亲戚患肝癌，原在省肿瘤医院住院，因同室五人已死四人，她不敢再住院了，就办了出院手续，她女儿在凤山饭店包了一间房子让她住下，你看是否有空给她看看……"

我处理完门诊的病人，便和马校长一道来到凤山饭店 208 房间，只见一位五十多岁的女子躺在床上。经询问："纳差乏力已半年余，当地医院按消化不良治疗不效。后病情逐渐加重，腹部逐渐增大，又去省肿瘤医院治疗。经查肝功能正常，白球比值倒置；CT 示肝右叶占位性病变伴大量腹水而住院治疗，因同室五人，其中四人死亡，自动出院。"

诊见：患者发育正常，五官端正，面色萎黄，腹膨隆，呈蛙状腹，尿少，纳差，苔白腻，脉细弱。肝功能正常，白球比 0.9，甲胎蛋白强阳性，B 超示肝右叶占位性病变伴大量腹水。根据脉症，乃肝郁脾虚，久病致瘀，瘀久成积，拟疏肝健脾，活血化瘀，软坚消积兼以利水；宜芪术三甲汤出入：黄芪 20g，炒白术 12g，丹参

30g，郁金 15g，云苓 15g，泽泻 15g，麦芽 30g，牡蛎 30g，别甲 20g，双皮 30g，腹皮 30g，三棱 12g，莪术 12g，白花蛇舌草 50g。七剂水煎服，日一剂。

二诊时，病人精神好转，尿量大增，腹胀明显减轻，纳谷知香，药症相符，守法再进，先后服 60 剂后查肝功能正常，AFP 弱阳性。B 超示肝右叶病性明显缩小，又服 60 剂，临床症状消失，再查肝功能正常，AFP 阴性。B 超示：肝脏外形规则，血管走向清楚，未见占位灶，又以上方改汤为丸，再服 2 个月以巩固之。

2000 年 8 月的一天上午，诊室来了一位 50 多岁的瘦高个男子。他说："刘医师，我表姐许××的病经你治疗几个月，现在情况很好。前几天我去她家看望她，她让我来找你看看。"

经询问："平素善欢饮酒，3 年前因纳差、腹胀经县人民医院诊为酒精性肝硬化伴大量腹水。经服中西药 3 个月，临床症状消失而停药。一月前觉右胁时隐痛不适，自认为是劳累所致，未予注意。近一周来觉病情加重，所以我表姐让我来找你看……"

刻诊：患者发育正常，面色晦暗，形体消瘦，腹膨隆，肝区压痛明显，脾在肋下 2 指，腹部有移动性浊音，腹壁青筋暴露，苔薄质稍红脉细弦。B 超示：肝右叶见一直径 3cm 左右肿块，边界欠清晰；后又经 CT 示：

肝右叶于胆囊窝部见一直径 3cm 大小的肿块。查肝功能略异常，AFP175μg/L，建议去省肿瘤医院手术治疗，因畏惧手术而要求服中药治疗。根据脉症乃酒伤肝脾，病久致瘀，瘀久成积所致，拟疏肝健脾、活血化瘀、软坚消积兼以利水为治；宜芪术三甲汤出入七剂水煎服，日一剂。药后症大减，药中病所，守法再进。先后共服150 余剂，临床症状消失，查肝功能正常，AFP 阴性。B超：肝胆无异常发现而停药观察。

一天在给学员讲课时，学员小马说："刘老师，上次看的两个肝癌病人，他（她）们的发病病因不同，怎么你用的药基本一样却治好了，这是为什么？"

"这两个病人的病因是不同，女的为肝郁脾虚所致的原发性肝癌，男的为酒伤肝脾所致的继发性肝癌。病因虽然不同，但症状基本相同，所以用药也基本相同。肝癌当属祖国医学的'鼓胀''积聚'范畴。《丹溪心法·臌胀》说：七情内伤，六淫外侵，饮食不节，疲劳致虚，脾土之阴受伤，转入之官失职，胃虽受谷，不能运化。故阳自升，阴自降，而成天地不交之痞，清浊相混，隧道壅塞，郁而为热，热留为湿，湿热相生，遂成胀满。《景岳全书·积聚》云：积聚之病，凡饮食、气血、风寒之属，皆能致之，但日积月聚，当详辨也。盖积者，积垒之谓，由渐而成者也。……由此言之，是坚硬不移者，本有形也，故有形曰积。……诸有形者，或以饮食之滞，或以脓血之留，凡汁沫凝聚，旋成癥块者，皆积之类，其病多在血分，血有形而静也。……凡无形之聚其易散，有形之积其破难。根据先贤之见，结合临床实践采用芪术三甲汤化裁治疗，其芪术三甲汤之功效已见前述。三棱、莪术配丹参增强活血化瘀消积之作用，双皮、腹皮配泽泻可利尿消肿胀。白花蛇舌草具有抗癌作用，临床可重用。"

大家正在热烈讨论之际，邮局小汪又送来了一个包裹，打开一看，又是一个奖杯和一本证书。奖杯上写着：

授予刘桂营医师：

中华医药高新科研成果奖

中国中医研究院特色医药合作中心编委会

中华高新知识产权参评推选委员会

中国·北京　2000 年 8 月

共和国名医专家金奖证书上，有中华人民共和国原卫生部部长钱信忠的题词：

中华民族医学之光

钱信忠

1999 年 11 月

并写有：鉴于刘桂营医师，医术精湛，医德高尚，为中国医药卫生事业的建设与发展做出不懈努力，谨授予共和国名医专家成就贡献金奖，并荣入《共和国名医专家大典》重要史册，特颁此证，以资表彰。

总评委签章：中国中医研究院特色医药合作中心

总评委单位：中华高新知识产权推选组委会

中国平衡医学研究会保健专业委员会

中国中医研究院特色医药合作中心编委会

2000 年 8 月 1 日

全体学员看后，均表示祝贺！

五十六、辨证治怪病　中药显奇功

2001 年 7 月中旬的一天上午，诊室来了一位身着湿衣的中年女子，坐下后我便问她："今天没有下雨，你全身衣服是怎么湿的？"

"我这病要从两年前说起。那年夏天我在地里干活，当时全身出汗，正在干活时，天空突然狂风大作，顿时暴雨倾盆，地里也没有避雨的地方，只好淋着雨回家。第二天即觉全身灼热犹如火烤，也不出汗，甚是难受，虽经治疗也未见好转。转眼至今年夏天，病情较去年为重，以致劳作只能在日出前或日落后，否则全身犹如火烤，心中犹如油煎。因此，白天只能脱光衣服躲在房中不出来，如需出屋必须把衣服用水湿后穿上方可出来，否则有欲死感，先后经多家医院治疗也未见好转。后经我婶子家亲戚介绍，说你能治这种怪病，今天特来找你……"

刻诊：患者发育正常，身着湿衣，面潮红，肌肤灼手，口干作渴，不出汗，时恶寒，尿黄，舌苔黄，脉弦数。根据脉症，乃素有郁热，寒湿袭表，治疗不当，寒湿未解，里热更甚，拟表里双解；宜大青龙汤出入：麻黄10g，桂枝12g，杏仁12g，甘草12g，石膏30g，石斛15g，地骨皮30g，柴胡12g，生姜5g，大枣5枚。五剂水煎服，日一剂。

二诊时述："药后全身微汗，诸症皆减。"

"既然药中病所，可击鼓再进……"先后共服上方20剂，临床症状消失，能正常下地干活。

8月中旬的一天上午，她又和一位中年男子来到我的诊室。男子说："刘医师，我爱人打电话给我说她的怪病被你治好了，我不信。因为这两年我带她去了好多医院，均是无功而返，对治疗她的病我也失去了信心，致使我们家经济也很困难，只好外出打工，接到她的电话后，我就赶回来想看个究竟。刚下汽车她就和正常人一样在车站出站口等我，我心里有说不出的高兴。于是我们便一道来你这儿，一是当面谢谢你，二是想问问你是怎么给她治好的？"

"你爱人的病是当时劳动出汗，突受雨淋而发病。她的症状正如王旭高所说：'发热恶寒、无汗烦躁。'这八个字是大青龙汤的着眼。也就是说，必须见有发热恶寒无汗的表实证，兼有烦躁的里热证才可选用大青龙汤。大青龙汤为表里同解的峻剂，用之得当，宛如立竿，用之不当，会造成恶果。你爱人正气尚充与邪相争，但不得汗出，郁热不得外出，表邪遏闭不解，阳气失于温濡运枢之功，郁于胸中，必致心神不安故用麻黄汤开腠理以发汗，用石膏兼清里热，使表寒内热一并得解……"

"刘医师，你分析得很透彻，我真佩服你的诊治水平，真不愧为一代名医……"

五十七、老尹送画为孙病　主席带来虚劳人

2001 年初冬的一天上午，农行老尹带着他孙子小浩找我给看病，老尹说："刘医生，我这孙子 1 个月前感冒发热咳嗽，经用药热退了，就是咳嗽不好，也看了不少医生，吃了不少的药，就是不见效。今特带来请你给看看，能否开几剂中药吃一吃……"

"近几年这样咳嗽的病人我看得不少，均是用西药无效而改用中药治疗，你不妨先用几剂给他吃吃看……"

"既然来找你，我就听你的。"

刻诊：患儿发育正常，五官端正，咳嗽频作，有时气急。听诊：双肺呼吸音较粗。胸透：双肺未见异常，查血象正常，苔薄白，指纹发青已过气关。此乃风寒闭肺、营卫不和所致，拟解表散寒、宣肺止咳为治；宜麻

黄汤出入：炙麻黄 3g，杏仁 5g，炙甘草 5g，桂枝 3g，炒卜子 5g，川贝 3g，云苓 5g，黄芩 5g，二花 5g。三剂水煎服，日一剂。药后咳嗽减轻，夜已能入睡，药症相符，效不更方，先后共服 10 剂，临床症状消失。

2002 年夏天的一个上午，老尹来到我的诊室。"刘医师，我孙子吃了你开的十剂中药后病就好了，至今病未再发，十分感谢你！我给你画了一幅画并配一首诗送给你，以作纪念。"

我打开画轴一看，上面画的是神医华佗的半身像，下面是用楷书写的一首诗：

桂香神发善驱魔，营垒坚深作楷模。

华夏名医唯重德，佗为英杰古今歌。

桂营先生指正

尹晴波挫笔

"老尹，你过奖了，我怎能和华佗相提并论……"

正说话间，灵璧县人大主席解主席及夫人带来一对中年男女来到我的诊室。解主席说："刘医师，我内弟媳妇有病，曾在徐州等地求治不效，今特带来找你给看看……"

经询问：全身浮肿，双手麻木，腰疼乏力，尿少怕冷，不能劳作已有年余，先后经多医治疗不效，今特转中医治疗……

刻诊：患者发育正常，精神萎顿，全身高度浮肿，四肢乏力，怕冷嗜睡，双手不能握物，声音低微，苔薄舌体胖大，脉沉细。心率 80 次/分，心律齐，血压 105/85mmHg，T3 2.02、T4 40，诊为甲状腺功能减退症。根据脉症，乃脾肾阳虚所致，宜温补肾阳、健脾利湿为治；宜太子参 30g，炒白术 12g，炒扁豆 30g，山药 20g，仙灵脾 15g，仙茅 15g，黄芪 20g，杞子 15g，五味子 10g，云苓 15g，葶苈子 20g，防己 12g。五剂水煎服，日一剂。

二诊时症大减，药症相符，守法再进，先后共服 30 剂，临床症状消失，查 T3、T4 在正常范围。

一次和解主席等人聚餐，席间解主席说："我内弟媳妇的病经过那么多的医生看，也没说是什么病，吃了不少药，也没有见效，反而病越来越重。刘医师，你是怎么想起让她查 T3、T4 的？"

"你内弟媳妇这样的病，我看了也不止一例两例。根据她的病情，中医认为属于'虚劳'。而现代医学诊为甲状腺功能减退症，其实她是脾肾阳虚，肌肉失荣，则肢体倦怠乏力，脾主运化，肾阳衰微，水湿停聚而致浮肿尿少；气血虚损，不能滋养脏腑，使各脏腑的功能衰退，而出现各种虚损症状。治疗以温补肾阳，健脾利湿为主。方中仙灵脾、仙茅、杞子、五味子补肾助阳，太子参、白术、山药、扁豆补气健脾，云苓、防己、葶苈子利水驱湿，黄芪益气利尿，诸药合用，使脾肾之阳

恢复，振奋生机，则脏腑功能旺盛，症状消除恢复健康
……"

"听了你的一席话，真是胜读十年书啊！"

"你过奖了，这只是我肤浅的看法……"

五十八、子病愈母又病　三花二地神奇

2002年3月的一天上午，门诊来了一对中年夫妇。男的说："刘医师，十年前我儿子肝硬化腹水你给治好了，现在上海打工，两个女儿的肝病也是你治好的。他妈患过敏性紫癜在家吃了不少中西药，效果不佳，今特来请你给看看……"

经询问，患者两月前不明原因全身出现小血点，不痒，不碍手，低烧伴腰酸关节痛，在乡卫生院治疗无效，反而出血点增多，尤以臀部及双下肢为甚，有些小出血点融合成片，经蚌医附院诊为"过敏性紫癜"，收住院一周仍不效而自动出院……

刻诊：患者全身满布出血点，尤以臀部及双下肢可见大小不等的瘀斑，神疲力乏、腰痛、关节疼痛、苔薄、脉细数。此乃热毒内蕴，损伤血络所致，拟清热解毒、凉血止血为治；拟自拟的三花二地汤出入：二花20g，公英30g，地丁15g，生地炭20g，地榆炭30g，丹皮12g，栀子12g，大青叶12g，黄芪20g，甘草12g，鲜茅根30g，三七粉15g（冲服）。七剂水煎服，日一剂。

二诊时自述："自服七剂中药后，诸症大有好转……"药症相符，守法再进七剂。

男子说："刘医师，她妈的病你以前治过吗？你用的什么药效果这么好？"

"以前我曾治疗不少这类疾病，用的都是我根据临床经验自拟的三花二地汤，对过敏性紫癜效果比较理想。如15年前曾治过一位12岁的小男孩，在两月前不慎右足大趾被锐物刺伤，不久即发热化脓，继之全身出现大小不等的出血点，尤以臀部及双下肢为甚，伴腰痛、腹痛，解柏油样大便。经当地医院治疗后热退伤口愈合，腹痛缓解，大便正常，唯全身瘀点未消，特别是双下肢许多小瘀点融合成大片瘀斑，伴鼻衄。后经徐州市××医院诊为过敏性紫癜，住院治疗一月余，鼻衄止，瘀斑依然是此起彼伏，出院后经人介绍找我治疗。根据临床症状，乃是热毒内蕴，损伤血络，致使血液不循常道而外溢肌表所致，遂给予三花二地汤出入五剂水煎服，日一剂。药后症大减，守法继进，先后共服15剂病告全愈。"

"刘医师，他妈用了那么多中西药都不效，为什么用了你七剂中药就明显见效？"

"对于同一种病，中医有中医的治法，西医有西医的治法。过敏性紫癜中医无此病名，根据临床症状当属祖国医学的血证范畴中的肌衄。肌衄多由火热伤及血络，致使血不循常道，上溢于口鼻诸窍，渗出于体表肌肤。方中二花、公英、地丁、大青叶、甘草清热解毒，生地炭、地榆炭、丹皮凉血止血，三七参、茅根止血。诸药合用，起到了清热解毒、凉血止血的作用，所以用这个方子治疗本病效果较为理想。但你夫人年龄大，病情也较重，可多服几剂……"

数月后，宣先生来城里办事，顺便来到我的诊室。他说："刘医师，她妈吃了你开的 21 剂中药后病就好了，直到现在也没有什么不适，今儿特来告诉你，以后有机会登门面谢……"

五十九、看杂志为父求医　山西小伙电话急

2002 年 4 月的一天上午刚上班，传达室老李送来一封由山西介休寄来的信，打开一看：

"刘大夫：

近日我看到你在《中国家庭医学研究》2002 年第 1 期上发表的《肿瘤治验举隅》一文，拜读后觉得文章写得很好……

刘大夫，我有一事想请教你：家父患肺癌经化疗后头发脱光，形瘦倦怠，食欲不振，日解薄便 3～4 次……很想请你给治一治，如有必要可去你处一趟。"信后落款是王××并附有电话号码。

中午下班回家后，我即拨通王××的电话："王先

生，来信收到，内情尽悉。像你父亲这样的病人近几年也看了十数例，经服中药效果也还可以。如我县保险公司副经理徐××患肺癌，1996年赴上海肿瘤医院治疗，原打算手术治疗，但因肿块和肺动脉粘连，后改用化疗。三个疗程后出现了和你父亲相同的症状，出院后主管医生让他回家用中药调理，于是他就找到了我。当时病人面色㿠白，形体消瘦，动辄汗出，气短，日解薄便7~8次，四肢乏力，纳谷不香，头发全部脱光，苔薄脉细弱。由于化疗损伤正气，邪毒留恋所致，拟扶正气、祛邪毒为治；宜参苓白术散改汤出入：西洋参、云苓、炒白术、炒扁豆、山药、太子参、黄芪、仙灵脾、杞子、内金、建曲。七剂水煎服，日一剂。药后出汗减少，纳增，大便次数减至五次。守法再进，服至40剂时，头上长出茸发较稀疏。先后共服300余剂，满头长出黑发犹如常人，临床症状消失。现每天能食1.5斤粮食，每餐一瓶啤酒，每天一场篮球，至今已6年无不适。你父如愿服中药，可把病历邮来我看看，看后根据情况给你开个方子邮过去……"

"行，我先把病历邮过去，看后请你给开个方子邮过来。"

一个月后，小王又来电话："刘大夫，我父服了你开的中药30剂后，饮食大增，精神好转，其他症状亦减轻，打算让他继续服下去。刘大夫，你能否解释一下服这中药的道理?"

"你父亲的病是因化疗损伤正气,致邪毒留恋,肺脾俱伤,故出现上述症状。我给予具有培土生金作用的参苓白术散出入,达到了预期的目的。因脾为后天之本,生血之源,血足发即生,即发为血之余之谓。脾又主运化,脾胃功能健全,水谷得以正常消化吸收,故腹泻全愈。脾为肺之母,母健子亦强,而肺癌也随之全愈,也体现了培土生金法之奥妙……"

2003年5月,小王又来电话:"刘大夫,我父服你开的中药近300剂,现临床症状消失,从外观看像正常人,是否还要再服中药?"

"既然无任何不适,可先停药观察一段时间,如有什么不适,再联系,根据情况适当调整方药再服……"

六十、老母不食疑胃癌　中药二剂保平安

2002年5月下旬的一天上午,我朋友张先生扶着一位70多岁的老年妇女来到我的诊室。他说:"我妈一星期未解大便,干呕有三天了,在家经输液,用开塞露等未见效。医生怀疑是胃癌,想到你这做胃镜检查一下……"

刻诊:形体消瘦,面潮红,痛苦貌,腹膨隆拒按,肝脾未满意触及,大便七日未解,时干呕,不欲食,舌苔黄燥,脉弦劲有力。此乃老人阴液素亏,加之用药不

当，致使热结阳明所致，拟滋水行舟、通腑泻热为治，宜增液承气汤出入：元参30g，生地15g，麦冬15g，大黄10g，川朴12g，枳壳12g，生白术12g，炒卜子30g，芒硝10g（冲服），1剂水煎服。药后解出燥矢若干枚，诸症大减，再以上方出入二剂，临床症状消失而出院。

"刘医师，我母亲的病在家虽用药但无效，你只用一剂中药就见效，这是何故？"

"你母亲年逾古稀，素来阴液亏损，老年人平时最易便干，再加之你在家输液可能大都是糖水，这样更使阴液大亏，于是造成了上下不通之危局。再者大便中有毒，大便不解，粪毒便被大肠吸收，这样就出现了面潮红等症。大便干结，上下不通，下不通则上为干呕，犹如下水道堵塞，上游之水下来必定要溢出，因此就出现了前述的症状。这几年看了不少类似你母亲的这种病，如上次一位手术后的老年人，大便不通五天，也只是用了一两剂中药便告愈。回家后多食些青菜、水果之类的食物，少食用肉类及辛热之物。一旦大便不通，可马上用肥皂水灌肠，以防久生它变……"

六十一、老媪年高患便秘　女孩感冒成浮肿

2002年5月中旬的一天上午，一位中年男子扶着一位70岁左右的老年妇女来到我的诊室。他说："刘医师，我妈向来身体健康，十天前因受凉发热，自服感冒

药后热退，继之不想吃饭，腹胀，时欲呕，大便1周未解，伴有低烧。经乡卫生院诊为肠梗阻，建议手术治疗，因年事已高，未同意手术治疗，今特来找你，看是否用中药来解决问题……"

刻诊：患者形体肥胖，痛苦貌，腹膨隆拒按，大便已八日未解，时欲呕，食后胀甚，午后潮热，肝脾未满意触及，苔薄黄而燥裂，脉弦数。此乃热结阳明所致，拟通腑泻热为治；宜大承气汤加味：大黄10g，炒枳实10g，川朴12g，元参30g，麦冬15g，大生地15g，炒卜子30g，生白术12g，芒硝10g（冲服），1剂急煎服。

药后排出羊矢样大便十余枚，伴大量秽气，临床症状顿失，嘱服流汁以调理。

"刘医师，我妈的病西医要手术治疗，不但受痛苦而且药费也高，怎么你用一剂中药就解决了？"

"西医治不好的病，中医可以治好；中医治不好的病，西医也可以治好，真可谓中医和西医看病各有千秋。你母亲年逾古稀，虽然形体肥胖，但阴津已亏，加之外感，热邪伤阴，使之结热于阳明，致大便不通，时欲呕，便毒不去，从肠道再吸收而出现潮热，故给予大承气汤加入滋阴增液之品。大承气汤是峻下热结之名方，功能软坚润燥，破结除满，荡涤肠胃，急下存阴。实验研究表明，本方有增强肠道推进运动的作用，有明显增加肠溶积的作用。对肠套叠能促进还纳，解除梗阻，还有增强肠祥血流量，降低血管通透性，以及抑菌、抗感染等作用。"

"刘医师，我妈出院后如何调理？"

"回家后可吃清淡些，胡椒、羊肉少吃点，青菜水果多吃点，平时要保持大便通畅，调寒温，防感冒，即使感冒了，退热剂也要在医生指导下用，多饮开水，尽量让其自愈为好。"

"刘医师，我妈在这儿住院两天，我学到了不少护理老年人的知识，真是感谢你啊！"

病人刚走，诊室又来了两个中年男女带着一个10岁左右的女孩。男子说："刘医师，听我表弟说你治肾炎有一手，他的肾炎就是你给治好的，我们今天就带着孩子来了。谁知他说你在二院，到了二院一问才知道你在中医院，这一气跑得好累啊！"

"中医院和二院本来是一家，现在已分开十余年了。二院所在的地方就是原来的老中医院，所以有些人往往把中医院说成二院……"

"刘医师，我这女儿平时不爱生病，一周前上体育课时热了把衣服脱掉，下课后就觉不适，回家当夜就觉咽痛，头痛发热，经用药热退了。第二天发现孩子两眼睑及全身出现浮肿，经乡医院检查：尿蛋白＋＋＋、WBC＋＋、RBC偶见，颗粒管型＋＋，诊为急性肾炎，让住院治疗。后经她表叔介绍，我就到你这儿来了。"

刻诊：发育正常，面目及全身中度浮肿，腰痛乏力，咽痛，扁桃体红肿，苔薄白，脉细数。查体：心肺（一），体温37.6℃，腹软，肝脾未意触及。根据脉症，乃风寒外袭，肺气不宣，以致不能通调水道，下输膀胱，风水相搏，流于肌肤所致。拟散风清热，宣肺利水为治，宜麻黄连翘赤小豆汤出入：麻黄8g，连翘10g，赤小豆30g，土茯苓20g，桑白皮20g，鲜茅根30g，甘草5g，板蓝根10g，五剂水煎服，日一剂。

学员小马说："刘老师，刚才病儿的父亲说他表弟是你治好的，你是怎么治的？"

"1995年4月的一天上午，一个中年男子来到我的诊室。据诉，1个月前患急性肾炎在徐州某医院住院治疗，经用药后临床症状消失而出院。出院后由于起居不慎，三天前浮肿又作，咽痛，腰痛乏力，尿少而赤，苔薄脉细数。查尿：蛋白＋＋＋，红细胞＋＋＋，白细胞＋＋，颗粒管型＋＋。根据脉症，乃病愈后起居不慎，风邪外袭引发旧病，拟疏散风邪，健脾益肾，利水消肿为治，宜麻黄连翘赤小豆汤合六味地黄汤出入。先后共服30剂后，临床症状消失，查尿（一）停药观察，并嘱避风寒、慎起居，至今已有七年病未再发。"

"刘老师，急性肾炎的发病机理是什么？"

"急性肾炎属祖国医学'水肿病'范畴。在发病机理上，肺脾肾三脏又相互联系，相互影响，正如《景岳全书・肿胀》篇云：'凡水肿等证，乃肺脾肾三脏相干之病，盖水为至阴，故其本在肾；水化于气，故其标在肺；水唯畏土，故其制在脾。今肺虚气不化精而化水，脾虚则土不制水而反克，肾虚则水无所主而妄行。'这说明肺脾肾三脏在本病中的相互关系。然而肾炎多由风邪外袭，肺气失宣所致，故其治疗上宜开鬼门，洁净腑。前面所治小儿为纯阳之体，麻黄连翘赤小豆汤出入即可达到预期目的。而她的表叔除有她的发病因素外，尚有不慎起居，房劳伤肾之虞。故在上方的基础上又加用了六味地黄汤，两方合用起到了相得益彰的作用。"

五天后的一天上午，小女孩又和她父亲来复诊。

"刘医师，我女儿服了你开的五剂中药后，病去大半，请你再给开几副中药吃！"

该女孩先后共服 15 剂中药后，临床症状消失，查尿（一），停药观察。

六十二、亲家双双患癃闭　病因不同用药异

2002 年 12 月下旬的一天下午，一位中年男子扶着一位 70 岁左右的老年人来到我的诊室。

"刘医师，我亲家的病是你给治好的，我也是那个病，在家老是治不好。上次亲家来我家走动，闲谈中说及此事，今特让我儿子带我来找你看病。"

经询问："患者平素体健，嗜酒，近几个月来小腹

不适，继而小便困难。近一周来，小便费力且尿量少，次数增多，点滴而下，茎中作痛，下腹部胀闷不适。在镇卫生院诊为"前列腺增生"，经服前列康等药不效，今特来开中药吃。"

刻诊：患者形体肥胖，痛苦貌，小便日解10数次，量少点滴涩痛，苔白腻，脉沉细。根据脉症，乃气虚阴盛，湿浊内蕴所致，拟补气活血，利水宣闭为治；宜自拟的癃闭汤出入：黄芪60g，云苓15g，泽泻15g，炒白术12g，炒苡米30g，三棱12g，莪术12g，丹参30g，桃仁12g，瞿麦15g，甘草12g，肉桂10g。五剂水煎服，日一剂。

病人走后，学员小马说："刘老师，刚才那位老年病人说他亲家的病是什么病？你是怎么治好的？"

"这是三年前的事了，2000年春天的一个下午，一个中年男子扶着一个70多岁的老年男子来到我的诊室，老年人左手提着一个排尿袋，刚坐下便说：我是个该死的人了，还得这样的病，真是不如死了好！"

"人是吃五谷杂粮的，哪有不生病的道理？老年人如同一台机器，使用几十年了，就需要维修，人之所以吃药、打针，如同给机器擦油……"

经询问：患者前列腺增生已有十余年，近两月小便点滴不通，需用导尿管方能排出小便。近一周加重，虽用导尿管小便排出仍不畅，特请中医治疗。

刻诊：患者慢性病容，痛苦貌，左手提排尿袋，苔薄白，脉细沉。此乃肾气不足，膀胱气化失司所致，拟温运脾肾，化气利水为治；方用：附片 10g，肉桂 10g，淫羊藿 15g，炒白术 12g，云苓 15g，泽泻 15g，三棱 12g，莪术 12g，黄芪 20g，甘草 12g，白花蛇舌草 20g，杞子 15g，地肤子 30g。五剂水煎服，日一剂。药后觉小便通畅，但导尿管仍未拔出。药症相符，守法再进。又服十剂后无不适，导尿管在服至第八剂时拔出。药服完后，觉小便通畅，无任何不适，又服十剂以巩固之。"

"刘老师，这两个病人的症状基本相同，但你所用的药有些不同，这是为什么？"

"病虽同，但病因不同，也就是说有因湿热下注的，有因气滞血瘀的，有因久病气虚的，总而言之是膀胱气化失司所致，即经云：'膀胱者，州都之官，气化则能出矣！'所以我根据不同的病因，用药就有所不同。今天的这个病人，体质肥胖，是气虚阴盛之象。气为血帅，气行则血行，气虚则血行不畅，应以补气活血为法治之。前面的病人是以小便不利，点滴而少为主症，故佐以利尿通闭之品。方中黄芪补气升阳，补气可以升血，气升则水自降，与肉桂同用则通血脉，白术补脾除湿。云苓、泽泻、苡米祛湿利尿，桃仁、三棱、莪术、丹参、瞿麦理气治血，利尿通淋。甘草可清热，治茎中痛。而他的亲家因年事高，肾气已衰，阳不化阴，气化无权，故用桂附温运脾肾。云苓化气行水，淫羊藿补肾，以期肾阳来复，则膀胱气化有权。药后小便已通，是药中病所，虽用药不多，但多年之疾除矣。"

五天后病人来复诊：药后诸症皆减。既然药症相符，效不更方，先后共服25剂，临床症状消失而停药。

六十三、厥证缘由阴阳失　通窍天麻钩藤宜

2003年1月中旬的一天上午，一位中年男子扶着一位老年男子来到我的诊室。他说："刘医师，我爸身体一直很好，近一年来经常出现昏厥，发作时头晕失去记忆，但无抽搐及口角流涎，醒后觉乏力，四肢活动如常，每次一般2～3分钟就过去了。可是昨日中午又出现昏厥，约半小时方才醒来，家人都吓死了，今日特来请你给看看。"

刻诊：患者发育正常，五官端正，营养良，稍肥胖，巩膜及全身皮肤无黄染，腹平软，肝脾未满意触及，舌苔薄微黄，脉细弦。血压150/90mmHg，心率82次/分，律齐。心电图示：冠状动脉供血不足。脑彩超示：大脑中动脉供血不足。查血：胆固醇220mg/α1，甘油三脂170mmg/α1。根据脉症，此乃气虚血滞、肝风内动、痰扰清窍所致，拟益气活血、豁痰腥脑为治；宜通窍活血汤合天麻勾藤饮出入：赤芍15g，川芎12g，红花10g，丹参30g，天麻12g，勾藤30g，土元10g，制南

星 12g，云苓 15g，炒苡米 30g，菖蒲 10g，黄芪 20g，白芷 15g，全虫 5g，蜈蚣 2 条。2 剂水煎服，日一剂。

小马说："刘老师，厥证是怎么发生的？有几种？临床如何选方用药？"

"厥证是由阴阳失调、气机逆乱所引起，以突然昏倒、不省人事，或伴有四肢逆冷为主要表现的一种病症。本病一般发作后常在短期内苏醒，醒后无偏瘫、失语、口眼歪斜等后遗症，但特别严重的，也可一厥不复而导致死亡。祖国医学有关厥证的记载，最早见于《内经》，且论述甚多，涉及范围相当广泛，概括起来有以下两种情况：一指突然昏晕、不醒人士。如《素问·厥论》说：厥……或令人暴不知人，或至半日，远至一日乃知人事……二指肢体和手足逆冷。如《素问·厥论》说：阳气衰于下则为寒厥……寒厥之为寒也，必从五指而上于膝……厥可分为：气厥、血厥、痰厥、食厥、暑厥等，在治疗时一定要辨证施治。本案昏厥缘因气虚血滞、痰扰清窍，致气机逆乱，一时昏厥不省人事，采用通窍活血汤合天麻勾藤饮出入治疗。方中菖蒲、黄芪益气醒脑，天麻、丹参、勾藤、红花、赤芍、土元、白芷、南星活血化瘀、祛痰通络，云苓、苡米利湿。全虫、蜈蚣活血，搜血中之痰。川芎引诸药上行清窍，诸药相合有益气活血、豁痰醒脑之效。说的是这样，还要看他药后情况如何。"

二诊时诉：药后病未再作，药中病所，守法再进，先后共服 20 剂后病告全愈。

六十四、结肠炎病因不同　用药须辨证施治

2003 年 4 月中旬的一天上午，一位中年男子来到我的诊室。他说："刘医师，我是你好友顾先生介绍来的。我平素喜欢杯中物，经常出现腹痛、腹泻，日解薄便 3～5 次不等，近 1 月来病情加重，日解薄便 7～8 次，偶有血性便，先后在蚌埠、徐州等地多家医院治疗也只是取一时之效，停药后病又发作，真是苦不堪言……"

刻诊：患者发育正常，形体消瘦，小腹时痛，日解薄便 7～8 次，偶有脓血便，伴四肢乏力、纳差，苔薄黄而腻，脉弦滑。大便常规：RBC +、WBC +。肠镜示：溃疡性结肠炎。根据脉症，此乃脾胃虚弱，湿滞下焦所致，拟健脾和胃、理肠化滞为治；宜芍药甘草汤合白头翁汤出入：白芍 60g，甘草 12g，白头翁 12g，黄连 5g，黄柏 15g，秦皮 15g，白术 12g，炒扁豆 30g，条参 15g，地榆炭 30g，内金 15g，木香 12g。五剂水煎服，日一剂。

"刘医师，我这是什么病？什么原因引起的？"

"你的病现代医学叫溃疡性结肠炎，属祖国医学的'泄泻''肠风'范畴。《素问·阴阳应象大论篇》说：清气在下，则生飧泄，……湿盛则濡泄。《景岳全书·

泄泻》说：泄泻……或为饮食所伤，或为时气所犯，……因饮食生冷寒滞者。《谦斋医学讲稿·泄泻的临床研究》说：腹泻的原因不一，从本质分析不外二类，虚证属于内伤，浅者在脾，深者及胃；实者属于病邪，以湿为主，结合寒邪和热邪以及食滞等。你的病是由于你嗜酒无度，损伤脾胃，湿滞下焦所致，但不管怎么说，先把这五剂药服下去看效果……"

二诊时他说："刘医师，我用了这么多的中西药效果均不理想，服了你开的五剂中药后临床症状大减，惟觉腹中隐隐作痛，这是为什么？"

"上次已给你说了你的发病原因，我是针对你的病因进行治疗的，正如《谦斋医学讲稿·泄泻的临床研究》所说：腹泻的治疗原则同其他疾病一样，实则泻之，虚则补之，根据病因病机，分别使用化湿、分利、疏散、泄热、消导、调气等多系泻法；健脾、温肾、益气、升提、固涩多系补法。泻法中可以兼用补法，补法中也可以兼用泻法，同时与其他治疗互相结合，均须分清主次。我是针对你的病因给予健脾和胃理肠化滞法，方中芍药甘草汤柔肝益阴，缓急止痛，白术、山药、扁豆、条参、内金健脾止泻，黄连、黄柏、白头翁清热燥湿，木香行气消胀，秦皮泻热，地榆收敛止血。诸药合用，恰合病机，故用之效若桴鼓。"

六十五、内蒙电话来求医　芪壳升提最适宜

2003年4月的一个周日上午，电话铃响了，我拿起电话，里面传来一个北方女子的声音："请问你是刘大夫吗？我是内蒙古包头市的病人。我患胃下垂已有8年，经多方治疗不效，偶在2002年第5期《中国家庭医学研究》上看到了你写的《芪壳升提汤治疗胃下垂98全》一文，我就按照文章上的处方吃了20剂中药后，现在自觉症状基本消失，是否还要接着再服中药？"

"这要看你的病情而定，如果病较重，还要再服一段时间以防再发；如病情较轻，也可先停药观察一段时间再说……"

"刘大夫，你的这个方子很好，能否根治我的病？"

"你提的这个问题很难回答，因为人生活在大自然中，难免会受到七情六欲的影响，引起机体的不适应而发病。尤其是胃下垂这种病，平时生活上要特别注意，不要过饥、过劳，更不要情绪不稳定……否则易使疾病复发或加重……"

"刘大夫，你用芪壳升提汤治疗胃下垂的远期疗效如何？其机理何在？"

"我治疗这种病比较多，因为我们这儿是农村，贫穷落后，农民体力活较重，加之生活较差，患这种病的人也比较多，大都是50岁以上的人，目前经我治愈的

病人十几年、二十几年没有复发过。本病的发病机理：现代医学认为胃下垂是由胃韧带松弛所致。祖国医学虽无胃下垂之病名，但根据临床症状，当属'胃脘痛''胃胀'范畴。其病因由于饮食不节或劳累过度损伤脾胃，脾胃失运，气虚下陷所致。针对病因，以补脾益胃、升举下陷之气为治疗大法，还要适当休息，保持情绪稳定。芪壳升提汤是由补中益气汤化裁而来，补中益气汤是治疗中气下陷诸症之名方，加上具有治疗胃下垂功能的枳壳，更增强了补中益气汤的升提作用。建曲、砂仁建胃消食，防风鼓舞胃气，全方共具补脾益胃、升提下陷之气的作用……"

"谢谢您，刘大夫，今后有什么情况我再和你联系……"

六十六、糜烂胃炎因饮酒　子宫脱垂虚为因

2003年"五一"刚过，门诊来了一位60多岁的男子，进门便说："刘医师，还认识我吗？"

"面熟，但想不起名字了。"

"我姓马，叫马××，家住申村，20年前你给我爱人看过病，自治愈到现在都没有复发过……"

"你今天来有什么事？"

"我平时喜欢杯中物，经常胃痛，有时痛即饮酒，亦能使疼痛缓解。近几月来胃痛发作较频繁，饮酒后也

只能取一时之效，且疼痛较以前为重，胃部有烧灼感。前几天胃痛又发作，经村卫生室给输液三天，疼痛亦未能好转，我认为可能是胃癌，今特来找你给看看……"

刻诊：患者发育正常，痛苦貌，面潮红，胃有灼热感，口干苦，苔薄微黄，脉细弦。胃镜提示糜烂性胃炎，建议住院治疗，患者要求服中药治疗。根据脉症，乃长期饮酒，脾胃受伤，热毒内蕴所致，拟健脾益胃、清热解毒为治；宜乌芨散合五味消毒饮出入：乌则骨30g，白及30g，炒枳壳15g，二花20g，蒲公英30g，地丁15g，炒白术12g，茵陈20g，炒苡米30g，元胡15g，白芍30g，甘草12g，大黄5g，防风12g。五剂水煮服，日一剂。

马先生走后，学员小马说："刘老师，刚才马先生说他爱人的病你给看好了，至今已20年未复发，他爱人患的是什么病？用的是什么药？"

"马先生爱人患的是子宫脱垂病，又名阴挺。现在人们的生活水平提高了，农业也实行机械化了，人们的劳动强度也大大地减轻了，加之计划生育等因素的影响，所以现在几乎见不到这种病了。这个病在20年前是农村妇女的常见病，由于当年人们的生活水平低，劳动强度大，生育过多、过密等因素，致使农村妇女常出现这种病。正如《医宗金鉴·妇人心法要诀》云：'妇人阴挺，或因胞络伤损，或因分娩用力太过，或因气虚下陷，湿热下注。阴中突出一物如蛇，或如菌、如鸡冠者，即古之颓疝类也。属热者，必肿痛，小便赤数，宜龙胆泻肝汤；属虚者，必重坠，小便清长，宜补中益气汤加青皮、栀子……'马先生爱人是因虚而致病，我给用补中益气汤加味：方中黄芪、党参、甘草益气升提，升麻、柴胡升提阳气，以助益气之力；白术健脾，当归补血，枳壳理气，金樱子、乌梅收敛固脱……现在生活好了，体力活少了，故愈而不复发……"

二诊时马先生说："刘医师，你开的药真灵，我吃完药病就好了，我还想再吃几副，以防再犯……"

"既然这么有效，再服五剂巩固之。"

小马说："刘医师，马先生的这个病的病因是什么？为什么用药这么有效？""马先生因长期饮酒，脾胃受伤，热毒内蕴，是致病的主要原因。方中乌则骨、白及止血收敛，能使糜烂面尽早愈合；二花、公英、地丁清热解毒，白术、苡米枳壳、茵陈健脾益气，使胃气调畅，疼痛解除；白芍、甘草缓急止痛，元胡活血止痛，防风鼓舞胃气；大黄健胃泻热，使邪热从大便而解。"

六十七、十二指肠息室皆因活动少
肝硬化肠系膜癌须求病因

2003 年 5 月上旬的一天上午 10 点许，我刚处理完病人即觉胃中不适，全身乏力，想吐，自认为可能是劳累所致，于是站起来伸伸腰。刚坐下，哇地一声吐出了大量的胃内容物，三儿把我送回家，回家后又吐了两次，接着就回医院输液，经治两天病情未见好转，几位内科医师会诊后考虑是喷射性呕吐，是否颅内有问题，于是又做 CT 排除颅内占位可能。就这样一直在补液，又经过五天的治疗病情仍在加重，每天吐出大量的胃液，大便也有五日未解，但不发热，后转蚌医附院消化科住院治疗。经胃肠造影，考虑为"十二指肠息室"引起的梗阻，但十二指肠压迹较深，亦不能排除消化道肿瘤，于是又做了核磁共振检查，结果排除了消化道肿瘤。由于多天的大量呕吐，使电解质紊乱，经化验：肝肾功能均异常，给予支持疗法及保肝益肾法治疗。于造影的第二天下午就解出大量的颗粒状大便及气体，随之梗阻消失，临床症状也逐渐消失。几天后我到新华书店买了一本《胃肠疾病学》，看后得知十二指肠息室多发于长期坐着工作的老年人，我茅塞顿开。回忆以前一天工作 8 小时，由于业务量较大，没有站起来活动的机会，这是形成本病的根本原因，以后在工作时一定要抽空起来多活动。

和我同室的病友王××，30 余岁，亳州人，患肝硬化腹水，每天要花去药费四五百元，经治一周效不著，我建议他用中药治疗。根据他的临床表现及脉症，给予芪术三甲汤出入。出院回家后服药 20 剂后症状大减，于是又打电话给我："刘医师，我服了你开的中药后临床症状大减，纳食增加，精神好转，还要服多长时间的中药？"

"小王，你服药既然对症，建议你仍按原方再服两个月，有可能就没有多大问题了，有事再来电话联系。"

和我同室的还有位60岁左右的凤阳武店人，当时以"腹水待查"住院。经查肝功能略异常，腹水培养既未发现阳性菌，也未找到癌细胞，通过一周治疗效果也不著。我建议他赴上海或者北京进一步检查，他本人也想去，但住院医师仍要他再观察一段时间再说。

在我出院后的第十天下午，老吴来电话："老刘，我早听你的话就好了，现在我的病情比你住院时加重多了，现在我在去上海的列车上给你打的电话，也不知道这次去上海检查的结果如何？"

又过了十余天，老吴从上海肿瘤医院给我来电话说："刘医师，我的病已确诊为肠系膜淋巴癌晚期，已失去手术的机会，我已不久于人世了，以后可能没有见面的机会了……"

"老吴，不要悲观。我认为你的身体素质较好，要有治好的信心。目前上海的医疗条件较好，医疗水平也高。要什么药有什么药，不要怕花钱，更何况你有钱！钱是身外之物，病治好了再挣嘛！"

两个月后的一天下午，老吴的爱人打来电话说：

"刘大夫，老吴已经走了……如果当时听你的话，早到上海去，可能就不是这个结果了……"

"嫂子，别难过，事情已经如此，要节哀，保证自己的身体，以后每年都要做一次全面检查，也就是说花钱买放心……"

六十八、宿迁小儿白癜风　补骨脂酊可应用

2003 年 7 月初的一个上午，诊室来了一男一女，并带着一个十岁左右的男孩。男的说："刘医师，我儿子患白癜风 2 年多，先后在南京、徐州等几家大医院治疗也未有见效。前天我姑妈到我家走亲戚，看到我儿子后便说：'为什么不上医院治疗？''治是治了，但没见好！'她又说：'我侄孙及我们村的两个孩子都是我们县中医院的刘医师给治好的。没花多少钱，只是用点药水外搽一下，不久就好了，现在都好几年了，也没有复发，你可以带他到灵璧县中医院找刘医师看看。'于是我们今天就带着孩子来了，请您费心给看看……"

"听你口音像是苏北人。"

"我们是宿迁市人。"

刻诊：患孩发育正常，五官端正，前额及胸背部多处均有大小不等的白色斑片，边缘清楚，斑内毛发亦白，不红不肿，不痛也不痒，表面光滑，苔薄脉细弦。遂给予补骨脂 50g（打碎），加入 75% 酒精一斤中，浸

泡五天后即可外搽，一日 4～5 次，如出现皮肤发红疼痛即减少用药次数，待药水用完后再加入 1 斤酒精浸泡后再用。

"刘医师，用这个方法能行吗？"

"你姑妈所说的那几个人均用此法治疗的，药不在于贵贱，关键是看用后的效果！你们可回去用一个疗程看看效果。"

病人走后，小马说："白癜风的病因是什么？为什么用这种方法能治好它？"

"白癜风病名，首见于《千金要方》，又名白驳风，为局限性的皮肤色素脱失。多因风湿搏于皮肤，气血失和，血不荣肤而成。本病发无定处，多见于青壮年，皮肤出现边缘清楚、大小不等的斑片，可以单发，亦可以泛发。经过缓慢发展，偶有自行消退者。治宜祛风胜湿，活血理气，可内服白驳片、白癜风胶囊，亦可以用补骨脂酊外搽。我用的酒精泡补骨脂即是补骨酊之意。现代医学认为补骨脂酊有致光敏作用，内服或局部用药后，使皮肤对紫外线敏感，容易出现色素沉着，严重时发生红肿和水泡。补骨脂内含补骨脂素和异补骨脂素，均能促进皮肤黑色素的合成并使之沉积于皮，临床上外用治疗白癜风，使其恢复白斑处的皮肤颜色。补骨脂酊对酪氨酸酶有明显的激活作用。酪氨酸酶是人体内黑色素合成的关键酶，因此，补骨脂通过提高酪氨酸酶的活性，使黑色素生成的速度和数量增加，故用治此病效果较佳。"

2003年年底，因事去大路医院，在医院门前遇见患孩的姑奶奶，问及患儿的病情，据她说："用了你开的药两个疗程后病就好了，我侄儿说有空去谢谢你。"这是后话。

六十九、急性黄疸因湿热　茵陈蒿汤显威力

2003年8月中旬的一天上午，一位中年妇女和一个20岁左右的小伙子来到我的诊室。中年妇女说："刘医师，我儿原来面皮较白，不知什么时候变成现在这个样子？也不知是什么病？能治好吗？"

"别着急，你把情况慢慢地告诉我。"

"我儿子平时身体好着呢，2个月前去温州打工，十天前觉纳差乏力，继之出现白眼珠及全身皮肤发黄，黄色逐渐加深，小便发红染地，时干呕。经检查诊为黄疸型肝炎，经对症治疗一周，病不但未见好转，皮肤黄疸反倒加深，今特来找你给看看。"她一边抹眼泪，一边从身上掏一张温州医学院附院的检查单给我看：总胆红素 401.2μoml/L，直接胆红素 138μoml/L，间接胆红素 87.8μoml/L，谷丙转氨酶 1850"，谷草转氨酶 865"，两对半大三阳。

刻诊：发育正常，急性病容，面色晦暗，纳差乏

力，时干呕，巩膜及全身皮肤深度黄染，肝在肋下3cm，脾未扪及，舌苔厚腻微黄，脉弦数（有饮酒史）。根据脉症，平素饮酒，内湿偏重，加之又在南方潮湿之地务工，湿邪久蕴，郁而化热，熏蒸肝胆，胆汁不循常道，外溢肌肤所致，拟清热解毒、利湿退黄为治；宜茵陈蒿汤出入；茵陈50g，郁金15g，公英30g，板蓝根15g，鲜茅根30g，二花20g，丹参30g，赤芍50g，云苓15g，泽泻15g，栀子12g，黄芩15g，五味子10g，金钱草20g，炒扁豆30g，大黄5g，滑石30g（布包）。五剂水煎服，日一剂。

病人刚走，小马说："刘老师，乙肝病的发病机理是什么？"

"乙型肝炎的发病机理是一个复杂的过程，迄今尚未完全阐明。国内外学者对此进行了大量的研究，结果表明，乙型肝炎病人的肝脏受损，并不是乙型肝炎病毒在肝细胞内繁殖的直接结果，而是机体的免疫反应造成的。乙型肝炎病毒感染人体后，可激发机体产生对乙型肝炎病毒的各种细胞免疫反应和体液免疫反应，并激发自身免疫反应引起免疫调节功能紊乱。机体的这些免疫反应，可清除已感染病毒的肝细胞，又可引起肝细胞的损伤，造成不同类型的病理变化及临床转归。幼儿时感染HBV，常常因为免疫功能不健全，而缺乏上述的免疫反应，造成乙型肝炎病毒携带状态或慢性肝炎。成年人感染乙型肝炎病毒的多数患者，病毒是可以通过上述免疫反应引起急性肝炎的症状，同时消除肝炎病毒。"

二诊时病人黄疸明显减退，纳谷增加，效不更方，先后服30剂后查肝功能：总胆红素 34.2μmol/L、谷丙转氨酶28"、谷草转氨酶39"，乙肝表面抗原阳性。上法又进30剂后查肝功能正常，临床症状及体征消失，再给上方20剂以巩固之。

一次闲谈中，小马说："刘老师，在这个病人的处方中赤芍、茵陈均用50g，平时你治疗乙肝病人没有用这么大的量，为什么？"

"这个病人的肝损较重，所以胆红素、谷丙转氨酶、谷草转氨酶均那么高，为使尽快好转，才加大剂量用之。茵陈是退黄的要药，为历代医家所重视，而赤芍活血化瘀，大剂量应用其退黄作用也很好，不妨在今后的临床中可以试一试。"

七十、类风关最难医　羌活胜湿较适宜

2003年国庆节刚过，我的诊室来了一老一少。我抬头一看，原是我的老友王医师。"王医师，好久不见了，近来身体如何？工作顺利吗？今日来此有何贵干？"

"我的身体很好，工作也还顺利。今日带孙子来找你看病的，他患类风湿性关节炎已有年余，曾用雷公藤片、扶他林等无效，想请你给开点中药吃。"

"你自己是医生，还找我干什么？"

"我要有你那本事，我还来找你吗？"他笑着说。

刻诊：患者发育正常，全身小关节疼痛一年余，近加重，晨僵逐渐加重，晨起穿衣要20分钟，十分痛苦，苔薄白微腻，脉细弱。此乃风寒湿邪侵袭筋脉、肌肉、关节、经络痹阻所致，拟温经散寒、祛风化湿、通经除痹为治；宜羌活胜湿汤出入：羌活12g，独活12g，防风12g，川芎12g，炒苡米30g，秦艽15g，木瓜15g，附片10g，桂枝12g，丹参30g，雷公藤10g，元胡15g，全虫5g，蜈蚣2条。五剂水煎服，日一剂。

"刘医师，你也给用点好药，你开的这药能行吗？"

"药不在贵贱，能治病的药就是好药。我用这个方子出入治了不少这种毛病，有的已完全康复，有的临床症状大有好转，不管怎么说，先吃五剂后看看效果如何。"

二诊时，王医师说："我孙子吃了你五剂药后病情大有好转，能把道理说给我听听吗？"

"我从事临床工作快40年了，我平时很注意病案的整理工作，凡是有效的方药我都有记录，以备今后整理总结，一方面提高自己，另一方面有利于后学。类风湿性关节炎是一种以关节为主的慢性、全身性免疫性疾病，其关节组织均可受到侵犯。其特点为对称性多关节炎，小关节最易受累，亦与遗传、感染和受寒湿、营养不良等有关。该病属中医'顽痹'、'历节风'等范畴。你孙子属风寒湿侵袭所致，故以羌活胜湿汤祛风散寒，木瓜、秦艽、苡米、雷公藤通经除湿，附片、桂枝温经通阳，全虫蜈蚣活血、搜风、祛寒，丹参、元胡活血止痛，故用治你孙子的病取得了较好的效果。为巩固疗效，可以多服些中药，以防灰中有火。"先后共服30余剂，临床症状消失而停药。

一天下午小马说："刘老师，你治疗类风湿性关节炎是怎么考虑的？有典型病例吗？"

"这种病无论中医、西医治疗起来都比较棘手，早在《内经》中就指出：'风寒湿三气杂至合而为痹。'这是痹证的基本病因，治疗当然要针对病因用药，所以我就选用了羌活胜湿汤为主治疗这种病。典型病例也不少，如两年前外科主任带着一个中年男子陶先生来找我看病，据述：全身关节疼痛以小关节明显已有2年多，晨僵逐渐加重，个别关节肿大，几乎失去劳动能力，经多医治疗无效，后经我用羌活胜湿汤出入治疗，临床症状明显好转。他坚持服药三个多月，临床症状消失，亦能参加劳动，至今病未再发。"

七十一、熄风化痰治癫痫　全虫蜈蚣不入煎

2003年10月中旬的一天上午，一位青年男子带着一个五六岁的小女孩来到我的诊室。

"请问你是刘医师吗？我是从苏北来的，我女儿癫痫病反复发作三年余，发作时四肢抽搐、口唇发青、口角流涎、肠鸣漉漉、智力减退，3～5天发作一次，每次发作5～10分钟不等，醒后如常人，先后经多家医院治疗无效，后听亲戚说你治这种病效果很好，今特来请你给我女儿治疗……"

刻诊：患儿发育正常，形体较胖，心肺（—），舌苔白微腻，脉细滑。此乃风痰闭于清窍所致，拟熄风化痰，宣窍安神为治；宜自拟的癫痫汤出入：天麻5g、磁石20g、胆南星5g、天冬10g、麦冬10g、丹参20g、远志5g、茯神10g、甘草5g、双勾5g、菖蒲5g、全虫5g（冲）、蜈蚣1条（冲）。七剂水煎服，日一剂。

小马说："刘老师，癫痫是怎么发生的？全虫、蜈蚣你为什么不入煎剂而让她冲服？"

"癫痫是一种发作性神志失常的疾病，俗称'羊癫风'。其特征为：发作时突然仆倒，昏不知人，口吐涎沫，两目上视，四肢抽搐，口中发出如猪羊叫声，移时苏醒，醒后如常人。其发病原因，一为先天遗传，一为情志刺激或继发于其他疾病，见于儿童者多与先天因素有关。方中天麻、双勾、蜈蚣、全虫入肝经，用于肝热生风，定惊止痛，以达平肝熄风之功。磁石、胆星可平肝镇逆、祛痰降逆，郁金清心解郁，天冬、麦冬、茯神、甘草养心安神，丹参、远志、菖蒲可镇静安神，诸药合用，可熄风化痰，宣窍安神。至于全虫、蜈蚣二药为什么不入煎剂，据有关报道，这两种药用于治疗神经系统疾病时其有效成分不溶于水，故让其冲服。二十年前我在上海中医药大学附属龙华医院跟胡建华教授进修时，他就有这种说法，他在治疗神经系统疾病时均让病人冲服而不入煎剂。后为了方便病人，龙华医院制药厂将二味药制成蝎蜈片供门诊使用。这个小女孩用这七剂药疗效如何，有待药后分晓。"

一周后患孩父亲喜来告曰："女儿服了这七剂中药后仅发作一次，发作症状明显较前为轻，时间也有所缩短。药症相符，守法再进，先后以上方出入共服 28 剂后，临床症状消失，疾病也未再发而停药。"

七十二、席汉氏征属虚劳　八珍二仙效可靠

2004 年 1 月中旬的一天上午，保健站徐站长带她的小儿媳妇找我看病。她说："这孩子去年生第二胎时大出血昏迷，经抢救后转危为安。出院后孩子无奶吃，月经一年多也未来，腋毛及阴毛基本脱光，性欲减退，近来纳少，四肢乏力，记忆力减退。经徐州市妇幼保健站检查诊为席汉氏综合征，经用药效不显。今特请你给开中药吃吃，看看效果如何？"

"中药效是有效，但也不是三副两副能解决问题，必须坚持服用一段时间再看效果……"经过察舌诊脉

后，我给开了自拟的八珍二仙汤十剂。

十天后徐站长和她的儿媳妇又来到了我的诊室。她说："我媳妇吃了你开的药真效，她现在食量增加，精神好转，其他方面也均有不同程度的好转，你再给她开药继续吃。"我又给她开了七剂中药。

"刘医师，我儿媳妇疾病的病因是什么？你开的是什么药？"

"现代医学认为，席汉氏综合征是由于产时大出血引起反射性血管痉挛，继而发生血管壁损伤，垂体动脉中有血栓形成，于是发生缺血坏死，以致垂体前叶功能低下。在治疗方面首先应注意营养和护理，其次是内分泌治疗，再次是人工月经周期等法治疗。对个别人可鼓励再次怀孕，有时能使病情减轻，甚至治愈。席汉氏综合征当属祖国医学的'虚劳''干血劳'范畴。《素问·通评虚实论》云：'精气夺则虚。'说明人体的阴血与阳气的消耗不复，可以形成虚劳。因此，治疗本病应本着'虚者补之''劳者温之''形不足者，温之以气，精不足者，补之以味'的原则。但阴阳又有'阳易回、阴难复'的特点，补阳时适当给以滋阴，补阴时适当给以补阳。尤甚是产后出血引起的虚劳，在心脾之虚得复后，更当照顾先天之肾。八珍二仙汤是我自拟的方子，它是由四物汤合四君子汤再加上仙茅、仙灵脾组成。方中党参甘温益气，白术甘苦燥湿健脾。云苓淡平，健脾渗湿。甘草甘温和中。熟地甘温，滋阴养血填精。当归补血养肝，活血调经。白芍和营养肝，川芎活血行气，仙灵脾可补肾，增强性欲。仙茅补肾壮阳，故用治本症效果较好。"

她听后说："中医真是有中医的独到之处，让她吃一段时间后可能效果会更好……"

半年后的一天中午下班时，我在路上遇到了徐站长。她说："我媳妇吃了你开的中药近百剂，现在月经已来潮，其他症状消本消失，真是谢谢你了！"

"不必谢，只要病人康复我就高兴……"

七十三、脉痹之病不常见　通脉汤效较可观

2004 年 2 月中旬的一天上午，一名中年妇女和一名 70 岁左右的男子来到我的诊室。男子说："刘医师，听说你和我侄子光荣是同学，他说你医术不错，他的病就是你给治好的。这次春节来家探亲，得知我儿媳妇有病，他就让我来找你给她看看……"

经询问：患者腹痛反复发作已有 3 年，近一年来腹痛加重，伴双下肢肌肉胀痛，继之浮肿。近一年来病情加重，行走不便，先后经多医治疗效不佳。后经徐州市某医院血管造影，诊为下腔静脉和髂股静脉血栓形成，建议手术治疗，因畏惧手术而要求保守治疗，经对症用药一周不效，今特来请求中药治疗。

刻诊：患者发育正常，痛苦貌，手捂小腹，行走不便，双下肢肿胀疼痛略青紫，苔薄白，脉细弱，血压100/70mmHg。根据脉症，乃寒湿内袭，凝滞脉络所致，拟温经散寒、活血通脉为治；宜自拟的通脉汤出入：麻黄10g，附片10g，细辛3g，丹参30g，当归12g，川芎12g，赤芍30g，红花10g，土元10g，牛夕12g，黄芪20g，二花20g，公英30g，白芍60g，甘草12g，鸡血藤30g，全虫5g，蜈蚣2条。七剂水煎服，日一剂。

二诊时，患者说："自服药后，腹痛大减，各种症状也减轻。"药症相符，效不更方。先后以此方出入共进60余剂，患者临床症状消失而赴外地务工。

一天下午门诊病人不多，小马说："刘老师，上次你看的那个腹痛的妇女属中医什么病？为何用药效果这么好？"

"这妇女的病中医名叫'脉痹'。《医宗金鉴》云：'脉痹，脉中血不流行而色变也。'《奇效良方》云：'气塞不通，津液凝涩，渗著不去而成积。脉者，血之道也，今血瘀，道必阻，是以病脉，其瘀阻在筋脉，犹曲径通幽之区，非虫类授搜剔剿伐不克清化。'故方中配以全虫、土元、蜈蚣之类，活血药配以丹参、当归、赤芍、鸡血藤、红花、川芎；又恐湿郁蕴毒则配以二花、公英清热解毒，黄芪以畅血脉之流行，麻黄附子细辛汤温经散寒，白芍、甘草缓急止痛，牛夕引诸药下行。经云：'痛则不通。'在治疗过程中，温经散寒、活血通脉、促进血液循环，起到了通则不痛之效。"

七十四、双手无脉疑难病　饮酒致癌不鲜见

2004年4月中旬的一天上午，门诊来了一对30岁左右的一男一女。男的说："请问你是刘医师吗？"

"是的，听你口音像是安庆人，有什么事？"

"我们是池州的，我爱人双手无脉，曾在多家医院治疗无效。在安医大附院做动脉造影，诊为双侧头臂型大动脉炎，右侧锁骨下动脉窃血综合征。建议住院手术治疗，但因经济困难，无法做手术治疗。后听亲戚说你能治这个病……"

"无脉症治疗起来比较困难，更何况你是双手无脉呢！"

"我家亲戚患的癌症你都治好了，这个病你能治不好吗？"

"你家亲戚是哪一位？"

"他是我表弟媳妇的爸爸，是你们灵璧人，他患的是癌症，几家医院都断言只能活七天，经你治疗后，现已全愈两年多了，现在温州打工……"

"这样吧，你们千里迢迢来到这儿也不容易，我根据你的病情，先拟一个方子吃一段时间看看。我把电话号码告诉你，吃药后有什么反应可来电话说一说，以便

今后给你调整方子……"

刻诊：患者发育正常，精神欠佳，头晕头痛，记忆力减退，视力下降，双上肢时麻木发凉已有二年余，近加重，经用中西药效不佳。双手无脉，上肢稍苍白，苔薄质稍淡，双上肢血压测不出。根据脉症，乃寒湿内袭、凝滞脉络所致，拟温经散寒、活血通脉为治；宜自拟的通脉汤出入：麻黄 10g，附片 10g，细辛 3g，丹参 30g，当归 12g，赤芍 30g，红花 10g，土元 10g，川芎 12g，黄芪 20g，二花 20g，公英 30g，桃仁 12g，白芍 60g，秦艽 15g，木瓜 15g，桂枝 12g，甘草 12g，全虫 5g，蜈蚣 2 条。20 剂水煎服，日一剂。

病人走后，小马说："刘老师，刚才病人说他亲戚是癌症，他患的是什么癌？你是怎么治疗的？"

那是 2002 年 3 月 17 日的上午，门诊来了两男一女，我抬头一看，高个子是我的老朋友顾先生。"老顾，好久不见了，今天来有何事？"

他指着和他同来的男子说："这是我四弟，素来体健，嗜酒，十天前的一次酒后即觉右胁不适，次日即出现全身性黄疸，白眼球深度黄染，全身作痒，伴恶寒，解灰白色大便。经温州医学院附院 CT 检查，诊为胆囊壶腹部 Ca，建议手术治疗，否则只能存活 7 天，因畏惧手术而返回。后又经徐州市某医院检查，说法同上。没办法，只好请你给开中药吃，看看能否起死回生……"

刻诊：患者发育正常，急性病容，精神萎顿，巩膜及全身皮肤深度黄染，全身有轻度瘙抓痕迹，伴寒热时作，右胁隐痛，纳差乏力，大便灰白色，苔薄黄腻，脉弦数。此乃湿热内蕴、熏蒸肝胆、胆汁不循常痛而外溢于肌表所致，拟清热解毒、利湿退黄、活血化瘀为治；宜茵陈汤出入：茵陈50g，郁金15g，丹参30g，栀子12g，黄芩15g，赤芍50g，二花20g，公英30g，三棱12g，莪术12g，内金15g，炒苡米30g，苦参20g，白癣皮20g，大黄5g。五剂水煎服，日一剂。五天后来诊，诸症大减，但寒热仍时作，又服十剂后，寒热止，纳增，全身轻度黄染。上法继进，先后共服80余剂后，临床症状消失，经CT检查，肝胆胰未见异常而停药，至今仍在温州务工。

9月中旬小王来电说："刘医师，经服你开的中药100余剂后，头晕头痛、上肢麻木发凉等症大减，但双手仍无脉。"可于上法中加地龙12g、牛夕12g继服。

2006年3月3日来电："药后头晕、头痛基本消失，余症也很轻。"宜上法去麻黄、附片、细辛，加水蛭10g再进。

2007年3月8日来电说："药后除双手仍无脉外，余症皆消失，亦能从事家务劳动。"嘱其注意劳逸结合。

2007年11月5日来电："先后共服药600余剂，现双手脉搏较有力，右手血压100/80mmHg，左手血压

90/70mmHg，心情较舒畅，现在从事导游工作。"嘱其注意休息，调寒温，可再服一段时间的中药，以巩固之"。

一次在给学员讲课时，实习生小张说："刘老师，无脉症是什么原因引起的？中西药治疗效果哪种方法好？"

"现代医学认为无脉症的病因尚不明确，可能与下列因素有关：①自身免疫性疾病：结核杆菌、链球菌或立克次体等引起主 A 及其分支 A 壁上的抗氧抗体反应导致炎症，且与结缔组织病风湿热、类风湿性关节炎、红斑狼疮手颞 A 炎有关。②在患者血液中 α、β 球蛋白和免疫球蛋白 g、M 增高，抗主 A 壁抗体阳性，且在 A 中层组织中存在有主 A 壁抗体。急性期血中可发现 Coom-bc 抗体和类风湿因子阳性，都提示本病可能属于自身免疫性疾病范畴。③遗传因素。有人认为本病与组织相溶抗原（HLA）系统中 BWW40、BW52 位点有密切关系，属显性遗传。④发病前有各种感染史，其中有 TB 病史者占 42%。内分泌失衡，雌激素过多可造成主 A 及其分支的肌层萎缩、坏死或钙化，结合任何营养不良因素可诱致本病。其治疗：①活动期可用肾上腺皮质激素治疗。②稳定期：血管扩张药物、抗血小板聚集药物、低分子右旋糖酐、蛋白酶类药物。③手术治疗。④经皮腔内血管成型术（PTA）。祖国医学认为本病是由于寒湿内袭凝滞脉络所致，拟温经散寒、活血通脉为治，自拟的通脉汤效果也较为理想。至于中西药哪种效果好，这要根据病情而定，而中西药也各有千秋……"

七十五、乙肝病毒转阴难　辨证准确可实现

2004 年 6 月上旬的一天上午，诊室里来了一个 30 岁左右的男子，我抬头一看原是四姐的侄孙小雷。

"小雷，我有几年未见到你了，你现在干什么?"

"我现在合肥当律师，今回家有事，特地来向你报喜!"

"报什么喜?"

"五年前我患急性乙型肝炎，经你治疗几个月后，临床症状消失，两对半也转阴了，后就到合肥当了律师。这几年每年都查肝功能和两对半，均没有问题。这是我昨天的检查单，你看看……"

我接过检查单一看，肝功能正常，抗 – HBS 阳性，病毒含量亦在正常范围之内。看后我便对他说："你这个检查单是正常的，但今后生活上必须注意：一不要喝酒，二不要吃肥猪肉及老母鸡，三不要过于劳累及受凉。如果这几方面注意到了，今后是不会有什么问题的……"

"舅老爷，我吃你的药后病就好了，怎么我小妹吃你的药没有好呢?"

"所谓治好，看你是指哪方面？我认为只要肝功能正常，在一年内未有反复就算治愈，这不包括大三阳和小三阳的转阴，要想让大三阳、小三阳转阴是不容易的事！"

"那我为什么吃药后就会转阴呢？"

"HBV感染时，年龄是影响结局的最大因素，如果婴幼儿在生产、哺乳时期感染，90%会转为慢性，病毒消除不掉，免疫系统不能识别它，即使以后发现它是异常的也清除不掉了。乙肝病毒可以整合到人的肝细胞内部，这就清除不掉。所以，孩子感染乙肝病毒是非常要命的！如果是青少年或成年人感染的话，只有5% ~ 10%会转为慢性，一般没有免疫耐受期，直接刺激机体的免疫系统。你妹妹虽是青少年，可能她就在那5% ~ 10%转为慢性的人群之列，所以治不好。如果是成年人感染乙肝病毒，治好的概率是比较大的，如你们乡医院的王××，浍沟镇的马××、王××，禅堂乡的闫××，尹集镇的范××等，均用中药三个月后病毒被清除了。有的至今已有二十年了，他们均已结婚生子，小孩在出生后也都注射了乙肝疫苗及免疫球蛋白，他们的子女均没有感染乙肝病毒。但是，成年人也有很少的可能性从急性转为慢性，然后经过几年便转为肝硬化、肝癌……"

"原来是这么回事，今后要好好地保护身体……"

七十六、吐痰腥臭肺脓疡　千金苇茎功效彰

2004 年 8 月的一天上午，我的诊室来了一位中年妇女和一个 20 岁左右的小伙子。女子说："你是刘医师吧？我是专程从泗县来找你给孩子看病的……"

"孩子患的是什么病？你是怎么找到这儿来的？"

"我和儿子一起在上海打工，他患肺脓疡，在上海某医院住院治疗十余天，病情也未见好转；同时经济也不允许，所以就出院回来了。和我在上海一起打工的一位同事告诉我，他在 20 年前曾患过这个病，是你用中药治好的，他让我回来后找你……"

"病虽是同一种病，但个人的体质不同，年龄不同，生活条件不同，可能用起药来效果也就不同了，不妨可用一段时间的中药看看效果。"

经询问：患者平素体健，在上海打工，1 个月前发热咳嗽，自认为可能是受凉所致，未予注意。一周后咳嗽加重，发热，体温 39.2℃，吐脓性痰而就医。经诊为右肺肺脓疡收住院治疗，住院一周余热虽退但咳嗽吐脓性痰依然，又因经济问题而自己出院。

刻诊：患者急性病容，面萎黄，咳吐脓性腥臭痰，量较多，低烧（37.8℃）、苔薄腻、脉细滑。此乃热蕴肺络、血瘀成痈所致，拟清热解毒、化痰消痈为治；宜千金苇茎汤出入：鲜苇茎 100g，冬瓜仁 20g，桃仁 12g，

生熟苡仁各 30g，二花 20g，桔梗 12g，黄芩 15g，杏仁 12g，川贝 10g，鱼腥草 20g，云苓 15g。五剂水煎服，日一剂。

小马问："刘老师，刚才那位女同志说她的同事 20 年前也患这种病，当时你是怎么治疗的？"

"1976 年 4 月的一天晚上我上夜班，一对中年夫妇带来一位十五六岁的男孩找我看病。患孩咳嗽频作，时吐脓性痰有腥臭味，体温 38.8℃。我说：你怎么不早来看？

'因为家中无钱，只好在村卫生室吃药打针，暂赊欠一下，待收麦后再还账。由于没有什么药用，治疗了七八天也不见好转，这不，今晚发大热，才转借几个钱来你们医院看看……' 当时给打了一针复方安基比林退烧，又给开了两剂千金苇茎汤，让其回家煎服。第三天上午，夫妻俩又带着孩子来到我的诊室。"

"刘医师，这孩子吃了两剂中药后病去大半，早知中药效果这么好，就不让孩子受这样的罪了。"先后共服十八剂中药病就全愈了，现在就和刚才的那位女子一块在上海打工。

五天后娘儿俩又来到我的诊室。"刘医师，我儿子吃了这五剂药后，吐的脓痰明显减少，热也退了，吃饭也可以，再给开几剂吃……"

"既然药效这么好，就多吃几剂给治好，花钱也不

194

多……"

患者经服上药 40 余剂后，临床症状消失，X 光摄片也未见明显异常，随即停药。

小马说："刘老师，肺痈的成因是什么？千金苇茎汤怎么治疗这个病的效果这么好？"

"《金匮要略·肺痿肺痈咳嗽上气篇》说：'风伤皮毛，热伤血脉，风舍于肺，其人则咳……热之所过，血为之凝滞，蓄积痈脓，吐如米粥。'肺为娇脏不耐邪侵病延日久，热毒留恋，热则伤津耗气，必伤及肺之气阴，形成正虚邪实之证。本案病情正如上述所言，因此在治疗方面以千金苇茎汤为常用之剂。千金苇茎汤出自《千金方》，是治肺痈之专方，历代医家用治肺痈首选此方。正如《医门法律·肺痿肺痈门》说：'凡治肺痈病，以清肺热，救肺气，俾其肺叶不致焦腐，其气乃生，故清一分肺热，即有一分肺气。'所以用药不离二花、鱼腥草等解毒清肺之品。"

七十七、胎黄本是母亲遗　清热利湿达目的

2004 年 9 月下旬受中国医师协会之邀，我赴京参加"首届中国百名医学家峰会"。大会开幕式在人民大会堂举行，原卫生部副部长殷大奎及王忠诚等十余位院士接见了与会代表，并合影留念。开幕式上殷大奎副部长介绍了当今中西医的发展趋势及今后的任务，并向大家介

绍了参会的十余位院士。特别是介绍到北京市天坛医院原院长、神经研究所所长王忠诚教授时，他说："王院士是我国神经外科的创始人之一，他有六个世界第一。他虽年过七旬，仍在工作岗位上，有许多疑难病他还要亲自上台做手术，他的这种敬业精神值得我们每个医务工作者学习……"

在每天的交流时间里，大家无一缺席，各自畅谈如何搞好本职工作，如何为创造中国的新医学派而努力奋斗！

参会代表中年龄最大的是贵州代表王××医师，他83岁，幼承家训，1950年曾赴朝参加医疗队。他的妻子在一次空袭中牺牲，尸骨无存，回国后他既做爸爸又做妈妈，把几个孩子拉扯大，大儿子现在天津某部工作，现已是中将军衔。老人家每次回忆在朝鲜的日日夜夜，不由得泪流满面。现在他虽年事已高，但每天要到医院巡视一番，每有疑难病还要参加会诊，真是老当益壮，老骥伏枥，志在千里啊！不由得使我们这些新中国成立后成长起来的人，感慨万千：今后一定要把全部精力投入到本职工作中去。

散会后，我带着兴奋的心情回到了工作单位，刚上班的第一天上午，诊室来了四五个人，其中一个六十多岁的妇女说："刘医师，我这孙子今天才七天，生下来全身发黄，当时医生说是新生儿黄疸，过几天就好了，现在已七天了，我看黄疸不但没有退，还在逐渐加深。听说你看这方面的毛病有把握，今特来请你给看看……"

刻诊：患儿发育正常，全身肌肤深度黄染，尿黄赤，时啼哭，苔薄微腻，指纹不清。此乃母体素蕴湿热之毒，遗于胎儿所至，拟清热解毒利湿退黄为治；宜茵陈汤出入：茵陈15g，郁金3g，栀子3g，大黄2g，云苓5g，泽泻5g，赤芍3g。三剂水煎服，日一剂。

二诊时病去大半，药症相符，效不更方，共进十剂后，临床症状消失，如正常小儿。

十天后，患儿祖母又来到我的诊室，面带笑容地说："刘医师，我孙子服你开的十剂中药后病就好了，乳食正常，全家人十分高兴，大家让我来代表全家谢谢你！"说着从包里拿出1条精品黄山香烟，放在我的面前。

"大姐，给病人看病是我们做医生的天职，你孙子好了我就高兴，烟你还是拿回去，因为我不吸烟，即使吸烟我也有钱买。总之，你们全家的情我领了……"

"刘医师，我孙子的病是怎么得的？"

"你儿媳平时喜食辛辣之物，且形体较胖，孕期生活也不注意，致使湿热之毒遗于胎儿，使孩子出生后出现黄疸，这病古人称'胎黄'。我给你孩子用的是古人治疗黄疸的名方，所以用到你孙子的身上药到病除⋯⋯"

七十八、湿热内蕴伤肾脏　清热利湿不能忘

2004 年 11 月，我退休的文件已下发到院办。朱院长说："刘主任，你退休的批文已来到，你在我院德高望重，身体很好，病员也较多，院务会研究暂时不让你走，仍要你在医院支撑门面，工资按原来的发，你也不是斤斤计较的人⋯⋯"

在场的张副院长接着说："刘主任，朱院长已经说了，今后我和朱院长不赶你走，你就在这儿上班，什么时候觉得身体不行再走⋯⋯"

由于领导的挽留，我也欣然同意。关于我退休的消息不胫而走，当天晚上就有几个镇医院的院长打电话来，要以"高薪"聘用我，均被我婉言谢绝！

第二天上午刚上班，诊室来了一个人，我抬头一看，原是我的老朋友——某镇原镇长许先生。"老兄，好久没见到你了，今日来有何事？"

他笑着说："没事不登三宝殿，听说你退休了，我想和你合伙开一家私人医院，房子我有，药品器械由我购买，你只要人去就行了⋯⋯"

我也笑着说："老兄，相信你是信任我的，但小弟不能从命，因为医院暂时不让我走。这也说明中医院暂时需要我，我原本就是中医院的人，我也一定要在中医

院继续工作，这两天已有好几个人找我谈这事了，我都一一谢绝了……"

我们正在谈话时，门诊来了两个男人，原来是大表哥扶着一个中年男子来找我看病。

"你表叔、侄子经常腰痛，这次酒后腰痛不能动，在村卫生室诊为'肾结石'，经对症用药两天也没有什么效果，今特带他来找你看看！"

刻诊：患者发育正常，痛苦貌，弓腰曲背，小便频数但量少，舌苔薄白，脉细沉。查尿：（一）。B超示：双肾乳头水肿，肾内未见结石影。此乃湿热内蕴、热毒伤肾所致，拟清热解毒、健脾利湿为治；宜八正散出入：木通12g，瞿麦15g，栀子12g，扁蓄30g，大黄5g，炒白术12g，山药20g，金钱草20g，二花20g，公英30g，白芍60g，甘草12g，丹参30g，鲜茅根30g，滑石30g（布包）。五剂水煎服，日一剂。

小马说："刘老师，这个病人的病是如何发生的？"

"肾乳头水肿是西医名词，当属祖国医学'腰痛'范畴。中医认为人到中年，肾气自亏，加之长期饮酒，湿热内蕴，久蕴化热伤及肾脏而成本病。方中八正散可清热利湿，泻火通淋，加上健脾之白术、山药及缓急止痛的芍药甘草汤，是否对症，待药后再看效果。"

二诊时自觉病去大半，药中病所，击鼓再进，先后共服15剂，临床症状消失。B超：双肾未见异常。

七十九、室女闭经属常见　辨证施治较效验

2005 年元旦刚过，一天上午我的诊室来了一位六十多岁的妇女和一位 20 岁左右的女子。老年妇女说："刘医师，还认识我吗？"

"认识，有什么事？"

她指着年轻女子说："这是我孙女，原来月经都正常，这不到温州打工一年多，现在已有六七个月不见了。我原来也是这种病，你给治好了，后来又生了三个女儿……"

经询问：患者 14 岁月经初潮，初潮时月经较规则，色量正常。1 年前外出务工，月经即出现不正常而未予注意。去年 5 月至今已有近七个月未潮，追问闭经起因，缘于工作较紧张，烦热口渴，专饮冷饮即出现闭经。现觉小腹冷痛，四肢不温，身倦乏力，手足不温，白带增多，苔薄白，脉沉紧。根据脉症，宜挑红四物汤合温经汤出入：桃仁、红花、赤芍、当归、川芎、吴玉、桂枝、党参、干姜、附片、牛膝、香附。五剂水煎服，日一剂。

二诊时月经已潮，潮前腹痛较剧，量多、色暗、有块，块下痛减，小腹冷感大减。药症相符，守法再进三剂以巩固之。

病人走后，小马说："刘老师，这个女孩子闭经半

年余，你给开了五剂中药就来潮了，你能给说说这个病的机理及选方用药的理由吗？"

"患者在南方潮湿之地务工，加之过饮寒凉之物，致经脉闭而不通，阻塞胞宫，胞宫虚寒，小腹冷痛，寒邪在里，损伤脾气，运化失常，反聚而为湿，寒湿下注，带脉失约，则白带多，脾虚不运，中阳不能通达四末，故见手足不温，身倦乏力。苔薄，脉沉紧，为寒邪在里之象。根据血得热则行，得寒则凝的道理，故以温经散塞、活血调经为治疗原则。方中附子辛甘大热，走而不守，能引气药行十二经，引血药入血分，引发散药开腠理，能温补肾阳，助阳散寒。干姜温中散寒，桂枝温经通阳。肝藏血，血为寒凝，故用吴茱萸温散肝经之寒邪。当归、赤芍养血活血调经，党参益气，桃仁、红花、牛膝活血祛瘀调经，香附、川芎行气活血调经，全方共奏温经通阳、散寒祛瘀之效。气血调畅，冲任调和，故月经自调，诸症自愈。"

"刘老师，那位老奶奶的闭经和这位小姑娘的闭经，病因是否相同？"

"这件事要从 30 年前说起。当年她只有 20 岁左右，自生第二胎后，月经每 1～2 月来潮一次，色量均正常，后量逐渐减少至闭而不行，形体逐渐肥胖。白带多，色白黄稠，纳差，夜寐亦差，苔薄白，脉细弱，属脾虚湿滞所致；拟健脾化湿调经为治：炒白术、云苓、炒苡米、萆解、焦查、白芍、益母草、川芎、红花、陈皮、青皮。五剂水煎服，日一剂。药后白带减少，纳谷增加，小腹隐隐作痛，上法再进，又服十剂月经来潮，色量尚可；后改用参苓白术丸及乌鸡白凤丸调理。"

"她们娘俩同是闭经，用药何以差别这么大？"

"这位老年女子是脾虚湿滞所致的闭经。中医文献记载：'肥人多湿，湿阻胞宫，冲任不利，是以经闭不行。故治以健脾利湿为主，佐以活血调经，脾健湿化，包脉通行，则经水自行。'而小女孩是胞宫虚寒引起的经闭，故给予温经活血、调经之剂而获效。"

八十、饮酒无度致黄疸　茵陈蒿汤细加减

2005 年 5 月的一天上午，我的老领导胡院长带着一个六十多岁的男子来到我的诊室。

胡院长说："刘医师，我堂弟全身出现黄疸伴全身皮肤瘙痒已有两周。曾在乡卫生院按急性黄疸型肝炎治疗一周不效，我今天带他来找你给看看。"

刻诊：患者发育正常（有嗜酒史），巩膜及全身皮肤深度黄染，纳差乏力，全身皮肤瘙痒，以抓出血或疼痛为度，尿黄赤，大便灰白色，胸胁作胀，苔黄腻，脉细弦而数。肝功能：总胆红素 289μmol/L，谷丙转氨酶380u，甲肝病毒阴性，乙肝病毒阴性。CT 示：肝胆未见异常，胰头部肿大，提示胰腺癌伴中量胸水。此乃湿热

内蕴、郁蒸肝胆、胆汁不循常道，外溢肌肤所致，拟清热解毒、利湿退黄兼以活血化瘀为治；宜茵陈蒿汤出入：茵陈 50g，郁金 15g，夏枯草 15g，云苓 15g，泽泻 15g，白花蛇舌草 50g，黄芩 15g，五味子 10g，丹参 30g，苦参 30g，白癣皮 30g，栀子 12g，大黄 5g。五剂水煎服，日一剂。

二诊时诸症大减，效不更方，先后共用 100 余剂，临床症状及体征消失。查肝功能正常，CT 示：肝胆胰无异常发现。

一天上午在给学员们上课时，学员小董说："刘老师，我看你治疗甲型肝炎、急性乙型肝炎、胆囊占位性病变、胆囊壶腹癌、胰腺癌等疾病均用茵陈蒿汤加减，但都获得了满意的效果，这是为什么？"

"中医在临床上有同病异治和异病同治之说法，从我治疗上述的这些疾病看，就是异病同治法，但它们都有一个共同的特点——黄疸。关于黄疸的问题前面已经讲过，这里还可以再补充一点，有些黄疸是病人起居不慎外感邪毒所致，有些黄疸是嗜酒过度，损伤肝脾所致，本案即是长期嗜酒引起。因酒为慓悍之气，既湿又热，久饮湿热内蕴，于脾胃功能受损到一定程度时就发病。方中茵陈为利湿退黄之要药，用药宜重，栀子能清利三焦湿热，大黄降泻瘀热，茵陈配栀子可使湿热从小便而出，配大黄可使瘀热从大便而解。根据病情可适当加入云苓、泽泻、苡米及清热利湿之品，使湿热之邪从二便而去，黄疸自除。从改变微循环的角度看，也可以适当加入活血化瘀之品，如丹参赤芍辈。"

八十一、中风可谓富贵病　素食锻炼并清静

2005年5月下旬的一天上午，我朋友之子小亮来到我的诊室。"刘叔，我爸病了，他想让你去我家给看一下，你可有空？"

"你爸是什么病？现在上午太忙，下午一块去好吗？"

"我爸昨天下午和几个人一起打牌，当时出现口眼歪斜，语言不清，继之右半身不遂，急送镇医院检查，经CT诊为'左侧脑梗死'，让住院治疗。我爸认为不方便，于是回家在村卫生室输液，经用药病未见好转，我爸就让我来找你去给他看看怎么治疗？"

午饭后我和小亮一道去了他家。

诊见：患者面潮红，语言蹇涩，右口角流涎，右鼻唇沟变浅，并向左侧歪斜，苔薄，脉弦数，血压100/90mmHg。此乃气虚血瘀，风痰阻络所致，拟益气活血、熄风化痰通络为治；宜静脉点滴清开灵（北京中医药大学实验药厂生产，地坛牌）50mL加入5%葡萄糖水中，再以补阳还五汤出入：黄芪60g，当归12g，川芎12g，地龙12g，桃仁12g，红花10g，赤芍30g，牛膝12g，夏

枯草 15g，天麻 12g，双勾 30g。五剂水煎服，日一剂。

"刘叔，我爸的病能治好吗？"

"现在患这种病的人太多了，由于人民的生活水平提高，肉食也吃多了，高血压病、冠心病、糖尿病等都比以前增多了，这些病被称为'富贵病'。我一朋友老邵，当时 70 岁，有高血压病史 20 余年，1998 年 2 月下旬一天夜间起来小便，自觉头晕，左侧肢体麻木，当时认为可能睡觉姿势不好引起。次日早晨起床时觉左侧肢体活动受限，语言不清，右口角流涎，右鼻唇沟变浅，并向左侧歪斜，急来就诊。当时血压 170/110mmHg，经 CT 检查，诊为'左侧基底节脑梗死。'我也给你爸爸的这种方法治疗，经治疗 3 天后，头晕好转，血压下降。药症相符，守法再进，经用清开灵 10 天，中药 30 剂后，临床症状基本消失而出院。你爸比老邵小近 10 岁，可能效果还要好些。"

"刘叔，我爸这个病是怎么发生的？你用这些药有什么道理？"

"脑梗塞是现代医学名称，属祖国医学的'中风'范畴。中风之发生，主要因素在于患者平素气血亏虚，心、肝、肾三脏阴阳失调，加以忧思恼怒、饮酒饱食、房事劳累，或外邪侵袭等诱因，以致气血运行受阻，肌肤筋脉失于濡养，或阴亏于下，肝阳暴涨，阳化风动，血随气逆，挟痰、挟火、横窜经隧，蒙蔽清窍而形成上实下虚、阴阳互不维系的危急症候。"

"中风本属本虚标实之症，在本为肝肾不足，气血衰少；在标为风火相煽，痰湿壅盛，气血郁阻。但因病位有深浅，病情有轻重，标本也有缓急之差异，所以临床上中风又分中经络和中脏腑两大类。按常规而论，治中风当分轻重缓急，而我在临床中均采用静滴清开灵，口服补阳还五汤。清开灵中的牛黄可清热开窍，水牛角的作用与犀角相类似，具有清心、解热、镇静作用。海珠母有清热解毒、安神益心之功，栀子清热解毒、泻火除烦，板蓝根清热解毒，协调诸药。因此，清开灵有改善脑循环，减轻脑水肿，增强脑细胞对缺氧的耐受力，保护脑细胞，促进脑细胞及坏死组织的吸收和修复作用。而补阳还五汤是清代著名医家王清任用治中风的名方，向来被诸多医家应用于临床。方中重用黄芪益气，恢复其统摄运血功能，辅以当归、川芎、红花、赤芍活血化瘀，使瘀血得化、血脉得通，佐以天麻、夏枯草、双勾、地龙熄风化痰通络。故二者合用，相得益彰。"

"刘叔，根据你的分析，对治疗我爸的这个病，我很有信心，我一定要把他治好……"

我的老友老陈在用清开灵 10 天，中药 20 剂后，临床症状基本消失，能做一般家务，全家人皆大欢喜。

八十二、忧愁思虑致噎膈　启膈散应仔细斟

2005 年 7 月中旬，受安徽省中医药现代化研究会筹委会之邀，我赴合肥参加安徽省中医药现代化研究会成立大会。

在报到处见到了学弟——安徽省中医药管理局原局长邓大学教授，寒暄之后，他说："刘兄，你们医院现在怎么样？你的工作如何？"

"我们医院自院庆 20 周年后，各项工作搞得均比较好，广大医务人员工作兢兢业业，服务质量提高了，业务能力也加强了，这几年先后派出十余位医师到外省市进修，先后在国内外发表学术论文近百篇，可以说工作是热火朝天……至于我个人的工作还比较顺利，工作之余，总结临床经验，先后在国内外发表学术论文 60 余篇。其中在美国发表 3 篇，受到国内外有关专家的重视……"

"老兄，你工作快 40 年了，你应该把你这几十年的临床经验加以总结，汇集成册，以利后学……"

说着说着，他递给我一本《高先德医学存真》给我看，并说："这是学兄高生德撰写的专著，他是花了不少心血的，这次每位参会代表人手一册，一方面作为参会纪念，另一方面可供大家学习参考……"

这次大会开了三天，会上大家讨论得非常热烈，为

今后安徽省中医药现代化提出了不少意见和建议，最后选举产生了安徽省中医药现代化研究会主任委员、副主任委员、常委及顾问。邓大学任主任委员，皖南医学院的程宜福教授任副主任，蚌医的吴华强等任常委，我和高先德主任医师等五位任顾问。

散会回来后我就为写好专著订了一个初步计划，专著主要是对原来发表在国内外各种医学刊物上的文章进行汇编，加上临床精选的病案 100 个及肝病知识问答 72 问，计划订出后便着手这方面的工作。

8 月上旬的一天上午，一位高个子 70 多岁的老人走进我的诊室。我抬头一看，原是我的老朋友程先生。

"老兄，仅一年多未见到你，怎么这么瘦？"

"今天特来找你看病的。"说着他从包里拿出省立医院的病理检查报告给我看，上面写着：贲门鳞状上皮癌。

"你怎么不在省立医院手术治疗？"

"在省立医院查出这个病以后，医师建议我行手术治疗，我现在已经 70 多岁了，还能再活 70 年吗？开了那一刀效果又如何？我想还是找你开点中药吃吃吧。"

据述：平素体健，嗜酒，性情急躁，3 月前自觉吞咽硬物不顺，时叹气，在当地医院检查未发现异常，亦未治疗，后来病情逐渐加重，才去省立医院做胃镜检查，并切片做病理检查。

刻诊：患者慢性病容，形体消瘦，不能食硬物，食后胃脘部胀闷不适，苔白腻，脉细弦。此乃肝郁气滞，久病成积所致，拟疏肝和胃、化瘀消积为治；宜启膈散出入：北沙参15g，丹参30g，大贝10g，炒白术12g，三棱12g，莪术12g，郁金15g，砂仁10g（后下），茜草15g，白芍50g，内金20g，云苓15g，蒌皮20g，陈皮12g，白花蛇舌草50g，土元10g，桃仁12g，水蛭10g。七剂水煎服，日一剂。

药后自觉胸闷大减，纳食增加，食硬物亦较前咽下顺利。"老弟，我能治好吗？需服多长时间的药？"

"治是能治好的，俗话说冰冻三尺，非一日之寒，今后在生活上要多加注意。我一亲戚患的病和你的病是一样的，她是蚌医附院查出来的，当时医生也建议她手术治疗，因畏惧手术而来我处服中药治疗，先后共服150余剂。现已存活6年余，能活到什么时候我也不知道。至于你要服多少中药？只有到时再说……"

"你亲戚用的药和我用的药一样吗？为什么这么有效？"

"你们两个用的药基本上是一样的，我是根据你们的病情，进行辨证用药。你们患的这种病属祖国医学的'噎膈''反胃'范畴。《素问·通评虚实论篇》云：膈塞闭绝，上下不通，则暴忧之病也。《景岳全书·噎膈》云：噎膈一证，必以忧愁思虑、积劳积郁、损伤而成。

盖忧思过度则气结，气结则施化不行；酒色过度则伤阴，伤阴则精血枯涸。气不行，则噎膈病于上……你们二位均为肝郁气滞，痰气交阻致病，故用启噎散出入治疗。方中北沙参、贝母、云苓润澡化痰以散结，丹参、郁金、茜草、三棱、莪术、砂仁化痰利气以开郁，白芍、甘草缓解痉挛，蒌皮、陈皮可增加化痰之力，舌草清热解毒并具抗癌作用，水蛭、桃仁、土元有活血破瘀之功。"

三个月后程先生又来到我的诊室，笑着说："老弟，我的命被你救过来了，我共服你开的中药 80 余剂，什么症状都消失了，也比以前胖了，在家能参加体力劳动，下次如再犯病，还来找你开中药……"

"但愿你的病不要再犯，三十年以后再相见……"说着我们俩哈哈大笑。

八十三、阴吹本是妇女病　温病条辨方对症

2005 年 8 月的一天上午，我的诊室里病人排起了长队，我认真地为每个病人诊治。只见一个中等身材型体略胖的女子，快到给她看病的时候起身走出诊室，约过十分钟她又再次排队候诊，就这样重复了三次，等到她诊治的时候诊室里就剩她一个人了。她坐在我面前未曾开口便满面羞红，欲言又止。

"你哪里不舒服，有话慢慢说，不要紧张，俗话说

瞒了爹娘，不能瞒先生……"

她听后红着脸说："自去年春天行人流术后，下部老是出冷气，而且不定期有声响，犹如放屁，我觉得很奇怪，问了好几位姐妹，她们都没有见过。后来我又到徐州、蚌埠等地几家大医院去看，有的医生说没有见过，有的说不好治，因此一拖就是一年多，不但没有好转的趋势，反而逐渐加重，十分苦恼。近听别人说你工作经验多，医术高名，今特来找你给看看，能否给我解决这一年多的疾苦……"

刻诊：患者中等身材略肥胖，面带怯色，纳可，白带多，阴道不时排出冷气，且有声响，犹如矢气，苔薄，脉弦迟。此乃人流时胞宫受寒，脾肾二经水湿泛滥所致，宜《温病条辨》之橘半桂苓枳姜汤出入：桂枝20g，半夏12g，炒枳实20g，橘皮15g，云苓15g，炒小茴15g，炒白术12g，生姜30g。五剂水煎服，日一剂。

复诊时她面带笑容地说："刘医师，你的医术高超名不虚传，我用你的五剂中药后，我一年多的病已去八九，每天也只有1～2次出气。我这是什么病？你用的是什么药，这么灵验？"

"你的病中医名叫阴吹，为痰湿病。根据你的脉症，属脾虚湿盛、聚湿为痰所致，拟温暖胞宫、豁痰利湿为治，我用的是《温病条辨》中的橘半桂苓枳姜汤出入治疗。方中半夏为君，燥湿化痰、健脾降逆止呕；桂枝为臣，辛温散寒解表，再佐以云苓利水除湿，增加药力。白术健脾除湿，再配橘皮、生姜为使。橘皮性温，作为理气药并有燥湿化痰的作用。生姜味辛，性微温。生姜配半夏有明显的和胃止呕的作用，并可解半夏之毒。本方恰合你的病机，故用之效若桴鼓。为巩固疗效，可按原方再进五剂。"

一年后的一个周日，我在菜市场见到了她，问及病情，她说："自服你开的十剂中药后，病就完全好了，由于工作忙也没有向你说明情况，实是抱歉……"

"没有什么关系，只要你的病好了就行。"

八十四、定时腹痛病因寒 一针三穴治言謇

2005 年 9 月下旬的一天上午，一位中年男子带着一位十四五岁的男孩来到我的诊室。"刘医师，我这儿子从小就喜欢吃冷饮及零食，10 天前因受凉觉腹痛不适，每天夜间 11 时后腹痛加重，有时痛如刀绞，全身出冷汗，以脐周为甚，疼痛半小时后自行缓解，经村卫生室拟诊为'胆囊炎'，治疗多日不效，经他人介绍，今特来请你给看看……"

刻诊：患儿发育正常，面色㿠白，腹痛发作时脐周拒按，缓解后腹软亦无压痛点。查血象正常，大便隐血试验（一）、虫卵（一）；B 超：肝胆无异常发现；苔薄

白，脉细沉。根据脉症，乃内寒素盛，加之外感寒邪，内外寒邪壅积肠间所致，拟温中散寒、导气通腑为治；宜理中汤出入：党参 10g，干姜 10g，肉桂 10g，附片 5g，甘草 5g，木香 10g，防风 5g。五剂水煎服，日一剂。

学员小彭说："刘老师，刚才那个小男孩你为什么给他用理中汤治疗？"

"患儿素喜冷饮，寒邪内伏，加之外寒侵袭，内外寒邪壅阻于肠间致肠道痉挛而使腹痛发作。夜间阴盛，深夜阴气更甚，寒得阴助，疼痛更剧。理中汤是治疗阴寒内盛之名方，加上肉桂、附片温中回阳，使寒邪得去，疼痛自愈。"

正和小彭说小男孩之事时，工行马股长来到我的诊室。她爱人赵先生说："她原有高血压病，都是你给治疗的，近几天头晕加重，舌根麻木，今晨起床后舌根发硬，说话不清，特来让你给看看……"

刻诊：患者发育正常，面潮红，语言蹇涩，舌硬，舌体大小正常，血压 150/96mmHg，舌苔薄，脉小弦。头颅 CT：大脑未有异常发现。此乃肝阳上亢，有肝风内动之势，拟平肝潜阳以熄风。宜取廉泉穴，用 2 寸毫针直刺舌根部，待得气后将针提至皮下，再将针分别向金津、玉液方向刺入，得气后出针，针刺一次后觉舌硬好转，嘱回家休息。

"刘老师，你针刺廉泉一穴，为何效果这么好？"

"廉泉为任脉之穴，为诸阴之海，能治疗舌强不语、暴喑、吞咽困难等病。金津、玉液为足阳明经之穴，均在舌下，其穴所在部位布有舌下静脉、舌神经等舌下神经。该二穴具有主治舌肿、呕吐等作用。取廉泉一针刺三穴故获良效。"

此人共治疗三次后，临床症状消失。

五天后的上午，小男孩和他父亲又来到我的诊室。"刘医师，我儿子服了你开的五剂中药后疼痛基本消失，你再给开几副巩固一下……"

"既然药症相符，可守法再进，以防死灰复燃……"

八十五、多处溃疡属阴疽　阳和汤方甚相宜

2006 年 1 月 7 日上午，一个中年男子扶着一位 60 余岁的男子来到我的诊室。"刘医师，我父亲得了一种怪病，经徐州、蚌埠等地医院检查也未查出什么结果，经用药不但不效，反而使病情加重，现在几乎不能自己行走了。听别人说你擅治疑难病，今特请你给我父亲看一看……"说着他从身上拿出一封信递给我。

拆开一看，上面写道：

刘叔：

新年好！

我大伯患一种怪病已有年余，经许多医师检查也没

有说是什么病，用中西药效不佳，我知道你治疗疑难病很有把握，今特让他去找你，请多关照。

谢谢！

侄：海港

2006 年 1 月 7 日

经询问：患者平素体健，嗜烟，于一年前双手发凉偶疼痛，认为是劳动受凉所致。后逐渐加重，左手食指、中指及右手食指青紫破溃、流水，疼痛时作，夜间尤甚，经用中西药不效。后病情加重，双肘外侧、双肩胛部、双足后跟及双足前掌等处破溃流水，疼痛难忍，入夜尤甚，有时想死以了残生。先后又经徐州、蚌埠等地多家医院检查，也未说是什么病，经用药也不效，今我侄海港介绍来你处治疗。

刻诊：左手食指、中指及右手食指紫黑，破溃流水，尤以右手食指为甚，破溃处指骨外露，双肩胛各一处 3cm×3cm 的溃疡灶，双足后跟各一处 2cm×3cm 的溃疡灶，双足前掌各一处 2cm×2cm 的溃疡灶，流清水，不红肿，时怕冷，苔薄白，脉沉细无力。此乃阴寒内盛、气血凝滞所致，宜温阳活血、散寒通滞为治；宜阳和汤出入：熟地 15g，白芥子 12g，鹿角霜 15g，干姜 12g，麻黄 10g，附片 10g，细辛 3g，肉桂 15g，甘草 12g，丹参 30g，当归 12g，桃仁 12g，红花 10g，川芎 12g，牛膝 12g，白芍 100g，全虫 5g，蜈蚣 2 条。十剂水煎服，日一剂。

病人走后小彭说："刘老师，刚才这个病人是什么病？你用的是什么方子？效果如何？"

"根据病人全身症状及脉舌看当属阴疽范畴，它是由于自身阴寒内盛，再加上感寒后，引起经脉凝滞所致，治疗时宜温阳活血、散寒通滞为治则。我用的是阳和汤加味，方中熟地、干姜、肉桂、鹿角霜温阳补虚，麻黄开腠理以祛邪。白芥子去皮里膜外之疾，用治一切阴疽，如日光一照，寒凝悉解，故有阳和之名。久病必有瘀，故加用大量的活血之品以活血祛瘀。全虫、蜈蚣可加强活血祛瘀之药力，白芍、甘草可缓解疼痛。我的思路是这样的，至于效果如何？待服药后再说。"

10 天后病人喜来告曰："刘医师，我服了你的药犹如仙丹，现在夜间基本不痛了，各个溃疡灶的流水也减少了，看来我真能从你这出灾……"

"既然药症相符，宜击鼓再进。"

先后服完 50 剂后，病人家属告曰："诸症基本消失，溃疡灶逐渐缩小，有的已经结痂。"上方继进，先后共服 100 余剂，临床症状消失，右手食指所露之骨也自行脱落，创面愈合，现已能参加一般劳动。

八十六、白带多为脾虚病　辨证准确完带用

2006 年 4 月，我应中国医师协会之邀，赴西安参加

全国中西结合研究临床经验交流大会，会上听了卫生部中日友好医院史载详教授作的《后再灌注时代难题的中西医结合的治疗思考》的报告，报告指出中西医结合以活血化瘀为主的治疗方法，大大降低了急性心肌梗死的病死率……《中西医结合治疗高血压思路》的报告中指出，中西医结合治疗高血压最大限度地降低心血管病的死亡和致残的总危险……听后使我大大增强了中西医结合治疗其他疑难病的信心。

史载详教授 1965 年毕业于南京中医药大学，1981年北京中医药大学中西医结合心血管内科研究生毕业，1983 年在日本国千叶大学医学部留学，现为北京中日友好医院主任医师、教授、博士生导师、中医心肾科主任、中医大内科主任，曾发表论著、译著近百篇，主编《实用血瘀证学》《高血压等相关疾病中西医结合诊治》《简明汉英日中医药词典》等书籍，70 年代参加金荞麦治疗肺脓疡研究，80 年代初率先证实大蒜的有效成分，扩张血管及其拮抗作用，并用于临床治疗心脑血管疾病，获得国家自然科学基金的资助，以上研究多次获奖。

史教授平易近人，会上做报告很谦虚，会后对待参会人员很亲和，愿和大家交流并合影留念。我也和他一起留了影，真是不失大家风范。

会议期间，组委会组织参会人员参观了世界八大奇迹之一的秦始皇兵马俑及秦皇陵等。尤其是兵马俑的制作精美，充分体现了我国古代劳动人民的聪明才智，它的存在也是对我们现代人的一种激励……

会后上海、南京的几位同仁，返回时和我一起顺便赴洛阳观看牡丹。4 月 17 日我们一道到洛阳国家牡丹园去赏花，牡丹园内各种牡丹争奇斗艳，真是好看极了！此后又一同到龙门石窟去参观。龙门石窟工程之浩大，工艺之精美，真是让人惊叹！古人的智慧在龙门石窟发挥得淋漓尽致，真是使得参观者流连忘返。

回单位上班的第一天上午，诊室来了一位中午妇女。她说："刘医师，我自生孩子以后身上白带绵绵不断，孩子现已 10 岁，我也看了 10 年的病，经用药也只是时好时坏，始终没有完全治愈。近经别人介绍，让我来请你看看……"

刻诊：患者发育正常，形体略胖，面色㿠白，纳差便溏，四肢乏力，苔薄白，脉细弱。此乃脾虚中阳不振所致，拟健脾益气、升阳除湿为治；宜完带汤出入：炒白术 12g，山药 20g，党参 15g，白芍 20g，苍术 12g，甘草 12g，陈皮 12g，京芥穗 12g，柴胡 12g，车前子 30g（布包），金樱子 20g，芡实 20g，乌贼骨 30g。十剂水煎服，日一剂。

10 天后病人来复诊，进门便说："刘医师，我这么多年吃了不少中西药效均不显，而只吃了你开的 10 剂中药就病去大半，这是为什么？"

"你虽看了 10 年的病，但是你没有正规治疗，二是医生的辨证不准确，所以投药不效。白带病有脾虚、肾虚及湿毒三种不同情况，临床时一定要辨证准确后用药才能获效。正如廖仲淳所说：白带多是脾虚，肝气郁则脾受伤，脾伤则湿土之气下陷，使脾精不守，不能输为荣血，而下白滑之物，皆由肝木郁于地中使然，法当开提肝气，辅助脾元，盖以白带多属气虚，故健脾补气要法也。而你的病因正是脾虚所致，故我用《博青主女科》中的完带汤，此汤是治疗带下病的名方，方中白术、山药、甘草补气扶中，二术健脾燥湿，柴胡、白芍、陈皮舒肝解郁，理气升阳。车前子利水除湿，芥穗入血分祛风胜湿；金樱子、芡实、乌贼骨固涩止带，药合病机，效若桴鼓。"

患者后又服二十剂，十年之疾一月而愈。

八十七、重症肝炎最危险　犀角地黄汤效验

2006 年 5 月上旬的一天上午十时许，我的诊室来了一胖一瘦的两位 70 多岁的男子。李先生说："刘主任，你好！"

我抬头一看，原是我的两位老朋友。"今天是哪阵风把你们二位吹来的？"

"我经常想来，但就是不能和曹先生凑在一起，今

天巧了，我们就一块来了，今天特来谢谢你这位救命恩人……"

"说哪里的话，这本是我当医生该做的……"

曹先生说："他经常在我面前说要谢谢你，今日巧合，我们一起来了，今日中午他要请你吃饭。"

"算了吧，二位不常来，还是到我家去吧。"

李先生接着说："我几十年前就想请你，一是没有时间，二是我和曹先生凑不到一块，今日正好，我们三人痛饮……"

好意难却，下班后我和李、曹二先生及学员小彭一道进餐，餐中我们共话别后之情……

送走二位，我和小彭回到了诊室。刚坐下，小彭说："刘老师，今天上午李先生一进门就说谢谢你这个救命恩人，是怎么回事？"

"提起话长，这件事还要从 30 年前说起。一天上午刚上班，眼科程医生来到我的诊室。他说：'刘医师，我一老乡病很重，想请你给看一下。''病人在哪里？''病人在病房里。''住院病人我不好随便去看，还是让管病房的医师写个会诊单吧，这样我才能名正言顺地去看病人。''我去找邬主任。'说罢他转身就走了。

邬主任这个人，她是上海医学院的高材生，上世纪五十年代医学院毕业后，为支援安徽建设，她来到了蚌埠医学院附属医院工作，几十年如一日，在治疗传染病方面造诣颇深，在淮北地区相当出名，后又任传染科主任。'文化大革命'后期下放到灵璧县医院工作。她工作认真，对病人可以说做到了视病人如亲人，急病人之所急，痛病人之所痛，只要是重症病人，哪怕是半夜病人叫她，她也起来接诊。当时我和她住对门，相处较好，有时在一起谈谈业务，有时拉拉家常，她虽长我十几岁，但从不以长者自居。

大约20分钟后，程医师和邬主任来到我的诊室。她说：'刘医师，程医师的老乡患的是暴发型肝炎，虽治疗几天，效果不理想，我想请你去看看，能否用些中药？我随即和她一道来到病房，只见一个30多岁的男子躺在病床上。'

经询问：患者五天前酒后自觉不适、纳差，当时未予注意。三天后出现高烧，体温达40℃左右，伴鼻衄，继之神志不清而急来住院治疗。经用药效不著，故想用中药治疗。

刻诊：患者急性病容，神志不清，气粗，巩膜及全身皮肤呈古铜色，腹稍膨，烦躁不安，偶有谵语，鼻衄，大便三日未解，苔黄燥，舌质红，脉弦数。心率120次/分，律齐，双肺（一），肝在肋下4指，质中压痛明显，脾刚及，腹软无包块。肝功能示：黄胆指数60"、麝浊60"、锌浊20"、麝絮＋＋、谷丙转氨酶200"以上。根据脉症，此乃湿热内蕴、热毒炽盛所致，拟清热解毒、清心开窍为治；宜犀角地黄汤出入：水牛角30g，生地15g，黄连10g，黄柏15g，栀子12g，大青叶12g，二花30g，公英30g，赤芍30g，元参30g，大黄5g。1剂水煎服，日2次。另安宫牛黄丸1粒，日3次。西医给予支持疗法。药后神志稍清，衄血止，大便泻下秽污熏人，余症亦减轻。药症相符，效不更方。上方共服五剂，安宫牛黄丸15粒后，神清黄退，欲思食，共服20剂后，临床症状消失，肝功能正常而出院。此后我们经常有来往，这样便成了好友。后我因工作调动，来往也就少了，所以就出现了上午他说的那些话……

"刘老师，你是凭什么选用犀角地黄汤的?"

"祖国医学无暴发型肝炎之名，但根据临床症状当属'急黄'范畴。《诸病源候论》云：'肝胃有热，谷气郁熏，内为热毒所加，故卒然发黄，心满气粗，命在倾刻，故云急黄。'这个病人因湿热内蕴、热毒炽盛，故发病急而高热，热毒迫胆汁外溢于肌肤，故出现全身性黄疸并逐渐加深。本病病在肝胆，加之热郁气壅，故腹胀胁痛，热毒迫胆汁外溢于肌肤，故出现全身性黄疸并逐渐加深。热毒内蕴心包，扰乱心神，故神昏、意识不清，烦躁不安，甚则谵语；热毒入营，迫血妄行，故鼻衄。舌质红为热毒入营之特征，舌苔黄燥，乃热毒伤津所致。脉弦数乃热毒炽盛之象，而犀角地黄汤恰具有清热解毒、清心开窍之功，故用之而获效。"

八十八、肥胖不孕湿为因　健脾利湿可除根

2006 年 7 月初的一天上午，处理完病人后我在诊室里看《中医杂志》，听到脚步声，我抬头一看原是我的老病号老李夫妻。

"好久没见到你们了，今天什么风把你们吹来了？有什么事吗？"他们只是笑而不答。

"难道说你又怀孕了？"我指着女的说。

她"嗯"了一声。

"你 20 年前就结扎了，难道结扎时你做了手脚？"

"那年结扎你也见到了，我们又没有熟人，怎么走后门！"老李说。

"你们已经三个孩子了，大的也该结婚了吧？你们还要他干什么？我看还是处理掉吧！"

"就是为了这件事才来找你的。"说罢我便将她带到妇产科去做人流术。

刚回到诊室，小彭说："刘老师，你怎么知道他们有三个孩子？又怎么知道她结扎了？"

"话要从 20 年前说起，一天我表妹带来一个二十七八岁的胖女人找我看病，她说：'她结婚十年未曾生育，也不知跑了多少家医院，看了多少医生，吃了多少中西医药就是不怀孕。我表弟媳妇也结婚多年未孕，经你治疗后于去年秋天生了一对龙凤胎，今特带她来找你

223

看病。'

"刻诊：患者发育正常，形体肥胖，月经后期白带多而稠，面色㿠白，头昏心悸，胸闷不适，时时泛恶，四肢乏力，苔薄白，脉滑。属脾虚湿盛，痰湿壅阻，胞脉闭塞所致，拟健脾和胃、燥湿化痰为治；宜二陈汤出入：陈皮、半复、云苓、泽泻、炒苍术、炒白术、香附、炒扁豆、川芎、黄柏，每于经潮前服用五剂，经净后再服乌鸡白凤丸1周。治疗1个月经周期后临床症状明显改善，先后共治疗四个月经周期后，临床症状消失而受孕，后剖腹产一男婴。后来又生一男一女，于是就做了女扎术，所以他们来了我才说了上述的话。"

"刘老师，不孕症原因有几种?"

"不孕症的原因很多，可概括为两类：一类属于先天性生理缺陷，俗称'五不女'，这些生理缺陷非药物所能解决。二是后天不孕，多见于月经不调。月经不调又与肾虚、肝郁、痰湿等因素有关，本案为痰湿所致。至于肾虚、肝郁不孕，待今后遇到此型病人时再给你讲。总之，不孕症与脏腑气血的盛衰、冲任功能是否正常，有密切关系。其中肾藏精系冲任，为孕育之本源；肝藏血调冲任，为女子之先天。通过辨证用药，使脾运健旺，冲任调和，月事以时下，才能摄精受孕。"

八十九、口眼歪斜面神经　针药并用建奇功

2008 年 8 月下旬的一天上午，一个戴口罩的男子走进我的诊室。

"这么热的天，你怎么还戴口罩?"

"我患面神经麻痹已有十多日，经当地卫生院及蚌埠市某医院治疗效果不佳，后听一位亲戚说他原来也患面神经麻痹，经你治疗两天就好了，今特来请你给看看。"

刻诊: 发育正常，面往左侧歪斜，饮水时右口角漏水，吃饭时右腮内藏物，视物已不方便，苔薄，脉细弦。给牵正散三剂水煎服，日一剂，配以针灸，用三棱针在患者患侧齿线中点点刺放血; 外用芥末 20g，凉开水调成糊状外敷颊车穴、地仓穴之间，待皮肤出现灼热时即可取下，否则易起水泡而影响疗效。

第三天病人又来复诊，来时未戴口罩，自觉症去八九，遂又给牵止散三剂以巩固之，外用药暂停用。

"刘大夫，我这病这么多天没有治好，我亲戚你两天就治好了，而我治疗三天也就基本好了，这是为什么?"

"你的病时间比你亲戚病的时间长。记得那是 1987 年秋，全县民兵营长集中在浍沟镇训练，他们均在浍沟中学住宿（因秋收秋种学生放假），第二天就出现了面

神经麻痹。当时他家在县南，煎药不便，我只用三棱针在齿线中点放血，并配以外敷药，他当时怀疑我的治法。我告诉他："你这病能治好，你可试试看，我用此法已治愈不少这种病人。'第二天他又来到我的诊室，笑着说：'我真佩服你，刘医师……'我这次给你治疗除了针刺放血加上外用药，同时还给你开了三剂中药。牵正散是杨氏家藏方，药仅三味，其中白附子辛散，逐头面之风；僵蚕化痰，能驱络中之风；全虫善走，为治风之要药。三药合用，力专效著，加以用酒调服，更能引药入络，直达病所。三棱针点刺出血，具有疏风通络、营养经筋、恢复面神经功能的作用。芥末辛温，具有温化寒痰、通络止痛之功，可治痰滞经络或类似瘫痪之证。我给你用的是三法并治，所以效果比较理想。"

九十、继发不孕病因多　有的放矢病可瘥

2006 年 8 月底的一天上午，我的诊室来了两位女子，年龄稍大点的是我的老病号许女士。

"小许，你生的是什么孩子？多大了？"

"我生个男孩，现在已十个多月了。"

"这是我小妹，结婚三年多了，前年曾小产一次，至今未孕，特带来请你给看一看。"小许指着和她同来的女子说。

经询问：14 岁初潮，月经正常，23 岁结婚。去年 3

月小产一次，至今已有一年多未再怀孕。

刻诊：患者发育正常，自觉腰疼痛，四肢乏力，午后低烧，月经正常，白带多，小腹坠痛，白带有时有异味。曾经多家医院检查，均诊为"盆腔中量积液"，苔薄白，脉细数。根据脉症，属湿热下注，久治不愈，湿毒积聚所致，拟清热解毒、祛湿止带为治；宜五味消毒饮出入：二花20g，地丁15g，公英30g，野菊花15g，丹皮12g，乌贼骨30g，云苓15g，泽泻15g，炒苡米30g，丹参30g，山药20g，川朴12g。十剂水煎服，日一剂。

病人走后小彭说："刘老师，刚才那个年龄稍大的女子刚进门，你怎么就问她生了个什么孩子、多大？"

"2003年夏天的一个上午，她和她爱人一同来到我的诊室。男子说：刘医师，我是招亲，生了一个女孩现已10岁了，按政策我们还可再生一个，这几年老是看病，也没有达到目的……"

刻诊：患者发育正常，面色㿠白，形体消瘦，月经正常，白带多有异味，小腹胀痛，行走时疼痛加重，伴腰痛乏力、低烧，经多医治疗无效而来就诊。B超示：输卵管增粗，盆腔中量积液，双侧输卵管通畅。根据脉症，此属湿热下注，久治不愈，湿毒积聚所致，拟清热解毒、祛湿止带为治；宜五味消毒饮出入，先后共服50余剂而受孕。

227

"刘老师，她姐妹俩都是同一种病，你用的也都是五味消毒饮出入，能把本病的成因及药物作用说给我听听吗？"

"盆腔积液是由慢性炎症治疗不当或失治引起，它是妇科的常见病、难治病，有缠绵不断、易于复发的特点，也是引起不孕症的主要原因之一。目前，现代医学尚无理想的治疗方法。祖国医学虽无此病名，但根据临床表现，散见于腹痛、带下、月经不调、症瘕、不孕症等范围，故用清热解毒、祛湿止带法效果满意。方中二花、公英、菊花、地丁清热解毒，云苓、泽泻、苡米健脾利湿，丹皮、丹参活血化瘀，乌贼骨、川朴利湿止带，故用之获效。"

妹妹先后共服40余剂而受孕，于2007年5月来诊，已孕九月，头晕、气急、乏力，全身浮肿，小腹有下坠感，苔薄白，脉滑数，BP190/130mmHg，拟诊为"妊高症"，建议县医院妇产科住院治疗。后经访顺产一男婴。

九十一、青年患乙肝　学员问病源

2006年8月上旬的一天上午，一对中年男女带着一个十八九岁的男孩来到我的诊室。女子说："刘医师，我儿子患急性乙型肝炎，能不能治好？"

"急性乙型肝炎治是能治好的，但看怎么说，一般来说临床治愈并不难，所谓临床治愈是指经过治疗后临床症状消失，肝功能各项指标均正常。至于治愈，也只是指临床症状消失，肝功能各项指标正常，在 1 ~ 2 年内没有反复，但这并不包括乙肝两对半大三阳和小三阳的转阴。如非要大三阳和小三阳转阴，目前世上尚无特效药，即使是现在很时髦的抗病毒药阿德福韦脂等，也不能完全清除掉病毒，有的人用了有效，有的人用后依然无效。"

说着她拿出一张检查单给我看，谷丙转氨酶 400"，谷草转氨酶 380"，谷氨酶转酞酶 750"，总胆红素 220μmol/L，间接胆红素 87μmol/L，直接胆红素 63μmol/L，HBsAg +，两对半大三阳。

刻诊：患者发育正常，面色晦暗，巩膜及全身皮肤深度黄染，精神萎顿，纳差乏力，时干呕，尿黄赤染，苔白腻微黄，脉弦数。查体：心肺（一），肝在肋下 3cm，轻度压痛，脾未及，腹无青筋暴露，大便正常。根据脉症，乃湿热内蕴，郁而化热，损伤肝胆，致胆汁不循常道而外溢于肌肤所致，拟清热解毒、利湿退黄为治；宜自拟的茵陈蒲板汤出入：茵陈 50g，公英 30g，板蓝根 15g，甘草 12g，鲜茅根 30g，云苓 15g，泽泻 15g，赤芍 50g，丹参 30g，夏枯草 15g，黄芩 15g，五味子 10g，炒苡米 30g，陈皮 12g，半夏 12g，滑石 30g（包煎）。十剂水煎服，日一剂。

"刘医师，我家祖祖辈辈都没有这种病，这孩子是从哪儿传染上的？"女的说。

"现在社会上普遍认为乙肝的传染性很强，尤其所谓的大三阳更具传染性，不敢和乙肝病人接触，其实这种认识是错误的。乙肝的传染途径有自己的特点，一般的接触是不会传染的。有人曾抽查 256 名已婚的慢性乙型肝炎患者（大三阳者）及其配偶（未接种乙肝疫苗），条件是夫妻共同生活 5 年以上，发现配偶也为乙肝的仅占 6.25%（16 对），这一事实说明接触传染不是乙肝传染的主要途径。那么乙肝到底是怎么传染的呢？就我国现有奥抗阳性 1.4 亿人群而论，85% 由垂直传播，5% 左右由血液传播，5% 左右由医源性传播，5% 左右由生活密切传播。"

病人刚走，小彭说："刘老师，你刚才说的乙肝传播有四个途径，能否给我们详细地说说。"

"所谓垂直传播是我国乙肝蔓延和高发的主要原因。垂直传播包括母婴垂直传播和父婴垂直传播。母婴垂直传播主要是通过产道感染和宫内感染，表面抗原阳性的孕妇（E 抗原阳性的更甚）所生子女如不给预防接种（出生后 48 小时内注射乙肝疫苗和高效价的免疫球蛋白等），其子女多半发展为乙肝病毒携带者。父婴垂直传播的概率较母亲垂直传播的概率为少，主要是遗传基因与乙肝病毒的亲和力有关。

"血液传播主要是通过输入乙肝病毒阳性者的血液

或血液制品而传染，多数人会发生输血后乙肝；血液透析的病人和工作者 HBV 的携带率也较高。

"医源性传播主要是指使用被乙肝病毒污染过的器械（如针头、手术刀、牙钻、窥镜等），使乙肝病毒经皮肤或黏膜进入人体而感染。

"密切接触传播主要是指性接触和皮肤黏膜破损造成的密切接触传播。从理论上讲，患者的唾液、黏液、尿液等体液都带有肝炎病毒，但传染的概率不高，只有在感染者免疫机制紊乱的状态下，才可使其发病。广泛的调查显示，我国人口中至少一半以上感染过乙肝病毒，他们当中多半产生相应的抗体而不发病。总之，乙肝传染并非那么可怕，一般的接触，如握手、共事、共餐等被传染的概率很小。"

10 天后患者母子又来到我的诊室。"刘医师，我儿子吃了你这十剂中药后，病去大半，面色好看了，也想吃饭了，还得给他开药吃，什么时候治好，什么时候停药……"

九十二、新婚燕尔出麻烦　生活节制心如愿

2007 年元旦刚过的一个周六的上午，一对青年男女来到我的诊室。男子走到我跟前说："你是从浍沟调来的刘主任吧？我叔叔让我来找你看看病……"

"我就是，有什么病？"

他说着从身上掏一封信递给我，我打开一看，原是我在乡镇工作时认识的一位乡村医生，他和我相处甚好，他若遇到疑难病均找我给予治疗，日久加深了我们的友谊。

"你们年轻人有什么大不了的毛病，结婚多长时间了？"

"去年的十一结的婚，刚结婚时夫妻生活正常，每晚可过3~4次夫妻生活，一个月后就出现了力不从心，有时早泄，有时阳痿，直到现在不能过夫妻生活，我们感到很害怕，今后怎么办？能生孩子吗？"

"先把病治好，至于能否生育，那是另一回事！"

察舌诊脉后，我就给他开了自拟的海马回春汤十剂，水煎服，日一剂。

二诊时，他面带喜色地说："刘主任，我吃了这十剂药效果不错，想再吃几副巩固一下……"

三月中旬的一天上午，小两口又来到我的诊室。"吃了二十剂中药病没有好吗？"

"吃过二十剂中药后已能过正常夫妻生活，不知怎么的现在又不行了？"

"你们可能夫妻生活没有节制吧？"

"我们和往常一样，每晚3~4次，有时每晚7~8次。"

"你们为什么不节制一下呢？"

"我本不想这样做，可是她不愿意。"

女的红着脸说："这事也不能净怪我……"

"你们也不要谁怪谁了，世上没有卖后悔药的，既然病已成了，一定要好好地治疗。今后治好了，最好每周夫妻生活不要超过 2 ~ 3 次，你们很年轻，来日方长，要细水长流……"我又按原方给开了十剂，先后共服六十余剂后，他们再也没有来。

2008 年 7 月的一天上午，小两口抱着一个活泼可爱的小男孩来到我的诊室。

"这是你们的孩子吗？多大了？"

他们齐声说："是的，现在已六个月了。这孩子拉肚子十多天了，经输液、吃药也没有好转，想请你给看看。"

我看过指纹、舌苔，又摸一摸肚子。"这孩子是消化不良，首先要扣食，再吃几剂中药。"说罢我以保和丸改汤开了五剂，回家水煎服，日一剂。

快嘴快舌的学员小邱说："刘老师，这是你家亲戚吗？"

"不是。"

"不是亲戚怎么这么熟？我还以为你们是亲戚。"

"这还要从两年前他们来看病说起……"

"你用的是什么方子？为什么效果这样好？"

"我用的是我根据多年的临床经验总结出来的海马

回春汤，它是由六味地黄丸加上海马、蜂房等组成，我用此方治愈了数以百计的这样的病人，将许多家庭从崩溃的边缘挽救回来……"

学员小彭说："刘老师，这个方子很好，能治这种病容易理解，唯独蜂房这味药原是外科用药，用在这个方子中我不理解，请你给解释一下好吗？"

"这个问题还要从40年前说起，那是1964年秋季，我在安徽中医学院附属医院跟汤教授实习。他是合肥地区的名中医，他家的祖传方'芙蓉膏'治疗外科疾病有特效，不但国内同行知道，连国外也有不少同仁以重金购买他的这个方子。他这个人很正直，常说：'钱是身外之物，方子是我们汤家几代人心血的结晶，绝非是能用金钱来衡量它的价值的……'记得一天上午门诊来了一个40岁左右的妇女，见到汤教授便说：'汤老师，上次找你看病，你给我开的是什么药？我是个寡妇，吃了你开的中药后我睡不着觉……'汤教授查了她的病案，药很平淡，唯独有一味蜂房引起了他的猜想，他认为蜂房可能有促进性欲的作用，所以她服后不能入睡。后来遇到了阳痿的病人，他在方中就加入了蜂房，病人服后收到了意想不到的效果，这也证明他的猜想是正确的。1968年我大学毕业后，在临床中对这类病人我也使用蜂房，也确实达到了预期的目的。从此，我也就总结出海马回春汤这个有效的方子。方中六味地黄丸有三补三泻的作用：熟地滋阴补肾以填精，山萸肉养肝滋肾以涩精，山药健脾补肺以固精，三药合用滋肾阴、养肝血、益脾阴，三阴并补。泽泻渗利以宣泻肾浊，丹皮苦凉以清泻肝火，云苓甘淡以渗利脾湿，三药合用即泻上焦之虚火，又渗下趋之湿浊。《本草纲目》云：海马主治阳痿，菟丝子温补命门，蜂房有兴阳作用，淫羊藿补肾增强性欲，诸药合用效专力恒。"

九十三、生老病死是自然　心情舒畅可延年

2007 年 4 月的一天上午，一个 50 多岁的男子来到我的诊室。"刘医师，你好！"

我抬头一看原是我的一位老病号。"你来了，有什么事？"

"我是来找你算账的，别人说我只能活 3 个月，你也这么说，我现在已活 2 年多了，也没有死！"他笑着说。

"你活 20 年不死不更好吗？像你这样的病人存活时间是不同的，你们村的周先生活了半年多，如果在看病期间他老婆不死，他可能活的时间还要长些。你们村的陈先生和周先生的情况差不多，但他只活了一周。冯庙的许女士比你们几个人的病都重，在蚌埠住院时，同室的五个人死了四个，她不敢再住下去了，回来后找我给开中药吃，到现在已过十余年了，她现在身体很壮实，

235

至于她能活到什么时候谁也说不清。总之一句话，要正确对待疾病，思想要开朗，生活要愉快，要有战胜疾病的信心，这样才能活较长的时间……"

门诊候诊的病人听到我们在对话，他们都静心地听，听后一个中年男子说："刘医师，听你们两个说话好像是在打哑谜，你刚才说的那几个病人是什么病？你是怎么给治的？"

"这位张先生是老病号，两年前曾找我给他看病，当时他在安徽省肿瘤医院已确诊为'肝癌'，如不手术或介入治疗，他只能存活3个月左右，我当时看了他的检查单也是这么想的。他要求吃中药治疗，于是我根据他的病情先后给他开了近百剂中药，病情有所好转，你看现在他的气色，根本不像患肝癌的病人。我刚才提到的周先生、陈先生是他们同村的，也都是肝癌。由于周先生家有一80岁高龄的老父亲和一个未出嫁的女儿，他认为如果父亲能平安下地，女儿能结婚，他现在就是死也能合上眼。那位陈先生心量太小，自知道患肝癌后饭不吃，药也不吃，所以只活了一周时间就死了。那位许女士，平时不抽烟不饮酒，家庭条件比较好，女儿是护士，除了吃中药外，她还经常和老头子一道到外地旅游……以上这几位我均是用芪术三甲汤出入治疗的。这个方子是我几十年的临床经验的总结，用它治愈了数以千计的肝硬化病人，也治疗了不少肝癌病人，使他们分别延长了不同的生存期……"

"能否把你开的治疗肝癌的方药说给我们听?"

"你们都是病人,对医学又不懂,一时半时也说不清楚。你看现在门诊还有这么多病人,待以后有机会我再给你说一说这个方子的组方原则及治疗范围……"

九十四、慢性肝炎病经年　生理异常时出现

2007 年 8 月中旬的一天上午,我族侄毛毛带一个 40 岁左右、面色灰暗的高个子男人来到我的诊室。"叔,这是我表哥,5 年前因外伤输血,后患上了丙肝,经治疗肝功能正常后就停药了。1 个月前觉纳差乏力,全身发黄,腹胀干呕,尿黄赤,经当地卫生院按急性黄疸型肝炎治疗一周不效,又去徐州某医院诊为肝硬化腹水、肝右后叶占位,让其住院治疗,因家中经济困难未同意住院。回来后找到我,让我带他来找你开中药吃……"

刻诊:患者发育正常,面黧黑,巩膜及全身皮肤中度黄染,腹膨隆,腹壁静脉微露,肝脾未满意触及,腹部有移动性浊音,下肢轻度浮肿,尿少而黄,苔薄微腻,脉细弦。查肝功能:总胆红素 86.6μmol/L,直接胆红素 20.3μmol/L,间接胆红素 22.5μmol/L,谷丙转氨酶 170ᵁ,谷草转氨酶 102ᵁ,谷氨酰转酞酶 284ᵁ,碱性磷酸酶 387ᵁ;B 超示:肝右后叶见一 2cm×2cm、肝右叶见一 3cm×3cm、肝左叶见一 2cm×2.5cm 大小的占位

灶，提示肝癌、大量腹水、脾肿大。根据脉症，乃酒伤肝脾，加上外感邪毒、久治不愈而致瘀，瘀久成积，拟疏肝健脾、活血化瘀、软坚消积兼以利水为治；宜芪术三甲汤出入：黄芪、炒白术、三棱、莪术、郁金、丹参、云苓、泽泻、炒麦芽、炒苡米、煅牡蛎、双皮、腹皮、夏枯草、白花蛇舌草、制鳖甲十剂水煎服，日一剂。

二诊时，临床各种症状皆减轻，纳谷增加，守法再进。先后共服100余剂后，临床症状消失，肝功能正常。B超示：占位灶未见增大，腹水消失，脾略缩小。建议继续守法再服。

"叔，我吃了这么多中药，我觉得我的病已经好了，但我的两个乳房长大了，这是为什么？"

"一般男性肝硬化患者莫名其妙地出现了乳房发育，乳头周围出现肿胀、硬结、轻微疼痛、胡须脱落、性欲减退，甚至阳痿，这些使得男性肝硬化患者十分困惑和苦恼，这是怎么回事呢？这是由于肝硬化患者肝功能减退，肝脏担负的雌激素灭活功能不能正常发挥，使得体内雌激素水平相对升高，同时雄激素转化为雌激素的能力增强，体内雄激素水平越来越低，雌激素的增多、雄激素的减少造成了男性乳房发育、睾丸萎缩、性欲减退、阴毛呈女性分布，而以上女性化改变均与肝硬化时性激素代谢有关。这些女性化的表现并非一成不变的，正确的保肝和抗纤维化治疗，可以逆转肝纤维化，使肝硬化病情逐渐好转，同时这些异常表现也会得到纠正。"

"叔，这我就不怕了，我一定要好好服药……"

九十五、专著出版同仁座谈　激励后学书赠五院

在 2005 年 7 月参加安徽省中医药现代化研究会成立大会上，我见到了学兄高先德的专著《高先德医学存真》后，心中就萌发了撰写医学专著的想法。通过两年的辛勤劳动，终于在 2007 年年底，我的专著《刘桂营医学真传》由中医古籍出版社出版发行。为此，灵璧县中医药学会、灵璧县中医院于 2008 年 1 月 19 日上午，在食府大酒店会议室举行了《刘桂营医学真传》出版发行座谈会，参会的有宣传部、卫生局、电视台、各兄弟单位的领导及同仁、中医院各科室主任共 40 多人参加会议。会上宣传部刘副部长、卫生局马股长分别讲了话，县中医药学会会长、县中医院院长张玉堂在大会上说：

各位领导、女士们、先生们：

首先，我谨代表灵璧县中医药学会、灵璧县中医院向来自各行各业的专家、学者、新闻媒体及医界同仁，前来参加主任中医师刘桂营医学专著《刘桂营医学真传》出版发行座谈会，表示最热烈的欢迎和最诚挚的敬意！

《刘桂营医学真传》是中医古籍出版社出版的中国当代医疗百科专著系列书之一，该书的问世是中医药学

界的大喜事，也是我们灵璧县中医院的一件大喜事，更是对研究博大精深的中医药学宝库的巨大贡献，为发展中医药事业、维护人类健康、创建和谐社会提供了最宝贵的经验和最深刻的理论根据。

刘桂营主任医师早年毕业于安徽中医学院，从事临床工作40年，早期在基层工作26年，后到县城工作。他向来注重理论联系实际，疑难病症用中西医两法治疗，并注重经方与时方及自拟方相结合；治病必求其本，疗效显著，为成千上万的城乡患者解除了疾苦，同时也积累了丰富的临床经验。他善于总结，勤于钻研，笔耕不辍，有所发明，有所创造，先后撰写60余篇论文，发表在国内外各级刊物上，具有独到的见解及很高的学术价值。

刘桂营主任医师医术高明，医德高尚，早在城乡传为佳话，是我们的良师，也是同仁的楷模。他的人品与医术必将给医学界带来长足的推动和深远的影响。

谢谢大家！

2008 年 1 月 19 日

接着灵璧县作家协会主席、灵璧县中医院骨伤科主任周恒先生发言。他说："《刘桂营医学真传》的出版发行，是我们宿州市、灵璧县中医界的一件大喜事。他给我们做出了医生的典范，也填补了我市我县没有中医著作的空白，它将推动我们认真从事中医事业，善于总结经验。不久的将来我们中医界会有更多的中医著作问世……"

会上他还向每位参会人员赠送专著一册，并签名留念。

会后灵璧电视台在新闻联播节目中作了报道。

不久省市卫生主管部门的领导来灵璧检查工作，当中医院院长在汇报工作时提到《刘桂营医学真传》由中医古籍出版社出版发行时，大家很感兴趣，要求得到此书，我给每位领导赠书一册。

事后我想，我是在 50 世纪 60 年代读五院统编教材成才的，我应该把我的专著赠送一部分到这五所院校的图书馆，让更多的后学看到它，从中吸取经验。于是在 2008 年 10 月，我分别向北京中医药大学、上海中医药大学、南京中医药大学、广州中医药大学、成都中医药大学及我的母校——安徽中医学院的图书馆各赠书五册，不久我收到了广州、成都等中医药大学图书馆邮来的荣誉证书，其中广州中医药大学的荣誉证书上写道：

尊敬的刘桂营教授：

感谢你赠送大作《刘桂营医学真传》共五册给我校图书馆，我们将努力创造更多的机会让读者阅读，以欣赏你的智慧结晶。

感谢你对我校图书馆工作的关心和支持！

广州中医药大学图书馆

2008 年 10 月 23 日

成都中医药大学的荣誉证书上写道：

刘桂营同志：

您为我校图书馆捐赠的《刘桂营医学真传》共五册图书，感谢您为我校图书馆建设和中医药教育事业的发展所做出的贡献。

特发此证存念。

成都中医药大学图书馆

2008 年 10 月 30 日

九十六、乳腺增生常见病　用药得法自安然

2008 年 7 月上旬的一天上午，内科刘医师带来一位 30 多岁的妇女来到我的诊室。"刘主任，这个病人请你给看一下……"

经询问，"双侧乳腺增生两年余，近几个月加重，请刘医师给治疗，先后服她开的中药两月余效不显，她今天让我再找你给看一看。"说着，她拿出一张病理报告单给我看，上面写道"双侧乳腺小叶增生"。

"这个病比较多，但也不易治愈，同时还有年轻化的趋势。10 年前我一内侄女才 23 岁，患乳腺增生，当时未予注意。结婚生子后病情加重，因家中无钱医治，后便转成乳腺癌，不久便离开了人世。当时方圆几十里地的中青年女性，只要发现乳房中有肿块便来就诊。有

242

时一上午能接诊 10 多名，经检查大都是乳腺小叶增生，大部分属正常，极个别为乳腺癌。凡是乳腺增生的病人均给予自拟的乳癖汤治疗，百分之八九十都能得到缓解，当时闹得草木皆兵，人心惶惶。因此，找我治疗乳腺病的妇女络绎不绝……根据你的病情尚属中期病人，你可先用几副中药看看……”

察舌诊脉后，我以自拟的乳癖汤出入：当归 12g，赤芍 12g，白芍 12g，三棱 12g，莪术 12g，留行子 20g，大贝 10g，生牡蛎 30g，元胡 15g，青皮 12g，柴胡 12g，炮甲 10g，红花 10g。五剂水煎服，日一剂。

二诊时她说：“刘主任，我吃了这么多的中药不如吃你开的五剂中药有效，为什么？”

“中医是辨证论治，病虽同，病因不同，用药也就不同，因此同样用的是中药，可能就出现了不同的效果。我给你用的乳癖汤是我近 40 年治疗此病的经验总结，虽不能百分之百的有效，但百分之八九十的疗效还是有的……”

“刘主任，你能说说你给我治病的思路及用药的道理吗？”

“乳腺增生病多为乳腺癌的前期病变。现代医学多采用激素及手术治疗，然而前者疗程长且有副作用，后者却易复发。祖国医学认为本病属‘乳癖’范畴，清·高锦庭《病科心得集》云：‘乳癖乃乳中结核，始如丸卵，或垂作痛，多由思虑伤脾，恼怒伤肝，郁结而成。'可见思虑伤脾是主因，迁延日久导致气滞血瘀，凝结成癖。根据你胸闷不适，时太息，心烦易怒，苔薄质稍暗，脉细弦，属情志不遂、肝郁气滞、瘀血凝滞所致；给予疏肝解郁、活血化瘀、软坚消积的自拟乳癖汤出入。方中柴胡、郁金、青皮疏肝气，莪术健脾燥湿，佐以当归、三棱、留行子活血化瘀。贝母化痰，配以生牡蛎软坚除癖，故治疗你的病正合拍，所以五剂见效，但乳腺增生也绝非是女子之专利，男子亦偶有发生，我在近10年内也遇到了不少，经用药后也均能缓解……"

"唉呀，用中药还有这么多的奥妙，今日听了你的一席话，胜读十年书啊！今后有空看点医学书籍还是大有好处的……"

九十七、贪食致黄疸　慎食病自痊

2008年国庆节刚过，我的老朋友张先生和夫人一道来到我的诊室。"老弟，你嫂子全身皮肤及巩膜发黄已有月余，村卫生室按急性黄疸型肝炎治疗一周余也未见好转，不知是什么原因？今特来请你给看看。"

刻诊：患者发育正常，面萎黄，巩膜及全身皮肤轻度黄染，纳可，尿偶黄，苔薄，脉细缓。查肝功能：正常。B超：肝胆未发现异常。CT示：肝胆胰未有异常发现。

"嫂子出现轻度黄疸可能与吃食物有关，这个季节最易使人出现黄疸的一是橘子，二是胡萝卜，不知这两种东西嫂子吃得多不多……"

"橘子没有吃，要么就是胡萝卜，她每天早上吃两碗胡萝卜稀饭，近一个月来天天都是这样。"

"你看这样吧，先不给她药吃，暂时也不要再吃胡萝卜，过一段时间看情况再说……"

他们刚走，小彭说："刘老师，刚才那位女病人你凭什么判定她是吃东西吃的？为什么不考虑她是肝胆疾病引起的呢？"

"黄疸的分类始自《金匮要略·黄疸病脉证并治》，有黄疸、谷疸、酒疸、女痨疸和黑疸之分，称为五疸。《诸病源候论》又分二十八候，《圣济总录》又分九疸三十六黄。总之，出现黄疸也不一定是肝炎。肝炎病人常有巩膜发黄，这是由于血液里的胆红素浓度增加引起的，这种眼黄在医学上叫作黄疸。但是有些老年人的白眼球上脂肪较多，或者吃了抗疟疾的药物阿的平等，或由于血液中的胡萝卜素增多，眼睛也可以发黄。这种人血液中胆红素并不升高，这种情况就不属于黄疸。因此，发现黄疸时，一定要查一查胆红素定量，就可确定病人有无黄疸，这是一方面；另一方面，如果眼黄确实属于黄疸的话，也不能就认为是肝炎，还必须详细检查，才能做出诊断。这个病人肝功能、B超、CT均未发现肝胆胰有异常，所以首先应考虑为食物引起。去年也是这个时候，检验室张主任带着他的一位朋友来到我的诊室。他说：'刘主任，我这个朋友眼睛发黄多天，查肝功能各项指标正常，请你给看一下……'经询问得知她每天吃橘子 2～3 斤，问她为什么吃这么多，因她是卖橘子的，有的烂了，丢掉很可惜，于是就吃了……我让她停吃橘子一周后再说，停食橘子一周后眼黄也就自行消失了。

"以后在临床时，见到这样的病人一定要详细询问病史，及做有关方面的检查后再下结论，否则会闹出笑话的……"

九十八、山东小伙蛋白尿　知柏地黄效可靠

2008 年 10 月 9 日上午 10 时许，两个中年男子来到我的诊室，高个头的男子说："你是刘主任吧？"

"是，听口音好像是山东人？"

"我们是山东菏泽人。刘主任，是这样的，我原患再生障碍性贫血，辗转多家医院治疗，效果均不理想，后听说天津市某某医院治疗这个病是全国首屈一指的，于是我就到天津住院治疗。经治疗两月余，效果还比较理想，但又出现了阵发性睡眠性血红蛋白尿，经用药效果不显。一天上午徐主任查房，徐主任建议我来灵璧县中医院找你治疗，因为徐主任曾看到你在 2001 年第 9 期

的《中医杂志》上发表过《知柏地黄汤加减治疗阵发性睡眠性血红蛋白尿》一文，他认为你的思路很好，所以我出院后就来找你了……"

说着他便从包中拿出一叠病历和检查单给我看，只见 10 月 7 日的尿检报告上写着：蛋白＋＋，潜血＋＋＋。

刻诊：患者发育正常，慢性病容，面色㿠白，腰疼痛，纳差乏力，盗汗，大便时溏，睡后起床解酱油样小便，苔薄，脉细弱。此乃脾肾双亏，统摄无权所致，拟补脾益肾、凉血止血为治；宜知柏地黄汤加味：山药 20g，丹皮 12g，云苓 15g，泽泻 15g，山萸肉 15g，知母 12g，黄柏 12g，杞子 15g，淫羊藿 20g，鹿角霜 15g，生地炭 20g，地榆炭 30g，阿胶 15g（烊入），三七粉 15g（冲服），黄芪 20g，炒杜仲 15g，炒白术 12g。三十剂水煎服，日一剂。

病人走后，小彭说："刘老师，刚才这个病人说他是'再障'，现在又是阵发性睡眠性血红蛋白尿，到底是怎么一回事？"

"现代医学认为再障系由多种病因引起，以造血干细胞减少和质的缺陷为主所致的造血障碍，导致红骨髓总溶量减少，代以脂肪髓、骨髓中无恶性细胞浸润，无广泛网硬蛋白纤维增生，临床上以全血细胞减少为主要表现的一组综合征。根据其临床表现当属祖国医学的

'虚劳'范畴，是由脏腑亏损、元气虚弱而致的多种慢性病症的总称。凡禀赋不足、后天失调、病久失养、积劳内伤、久虚不复，而表现为各种亏损证候者，都属本证范畴。至于此人为何会出现阵发性睡眠性血红蛋白尿，其原因可能为：①开始误将阵发性睡眠性血红蛋白尿诊为再障。②可能是长期大量的雄性激素的应用，引起脏腑功能失调所致。③也可能两种病同时存在，经过系统治疗后，再障好转而阵发性睡眠性血红蛋白尿就凸显出来。关于阵发性睡眠性血红蛋白尿，前面章节已有详述，在此就不多说了……"

转眼一个月过去了，陈先生来电话说："刘主任，在服用你开的中药第三天时出现一次酱油色小便，但色较前为淡，以后就再未出现过，现在我身体也没有不适感，是否还要再服中药巩固一下？"

"我认为你用药后效果这样好，可以再服一段时间以巩固之，以防死灰复燃……"

九十九、慢支苦难言　药食并调痊

2008年11月下旬的一天上午，诊室来了一个老年男子，我抬头一看原是在我村教书的尤老师。"尤老师，现在退休了吗？"

"去年退休的，不退休也不能干了。我每到这个季节就发病，咳嗽气急吐白痰，动则加重，遇冷更甚，这个病有十余年了，一年比一年重，每年都吃大量的药物，效果也不太好，不知中药对这个病效果如何？我想请你给看看。"

"中药治疗这种病还是不错的，有的人吃了好几年不犯，不知三中的蔡主任你可认识，他的病比你还重，而且年龄也比你大，10 年前经人介绍来找我，我给他用了近六十剂中药后，病就好了，直到现在也没有再发作，不妨你也用些中药试试看……"

"只要不打针吊水，什么药都可以吃……"

刻诊：发育正常，慢性病容，动则气急，咳吐白痰，遇冷加重，有时夜不能平卧，双肺干湿性啰音，心率 90 次/分，苔薄微腻，脉细数。根据脉症，寒痰壅肺，肺气不宣所致，拟疏肺散寒、降逆止咳为治；宜麻黄汤出入：炙麻黄 10g，杏仁 12g，桂枝 12g，甘草 12g，炒白术 12g，云苓 15g，炒卜子 30g，炒苏子 20g，川贝 10g，半夏 12g，地龙 12g。五剂水煎服，日一剂。

尤老师走后，小彭说："刘老师，你刚才和尤老师说三中的蔡主任的病已有十余年未发作了，他当时的病情如何？你用的什么方法治的？"

"1996 年 12 月 27 日的上午，三中马校长和蔡主任一同来到我的诊室，据说蔡主任患咳喘之疾已有 20 余年，每于冬季发作，遇冷更甚，动则气急，张口抬肩，喉中痰鸣，夜不能平卧。每于凌晨 2 点及 4 点均吐出白浓痰十数口后，气急方可缓解，经用中西药也只取一时之效，经马校长介绍来找我治疗。察舌诊脉后以麻黄汤出入七剂，水煎服，日一剂。药后症大减，先后共服三十剂，临床症状消失，至今病未再发……"

一周后尤老师又来到我的诊室。他说："刘医师，自从吃了你开的七剂中药后病去大半，我和家人都十分高兴，今儿再请你给开七剂……"

小彭说："刘老师，尤老师的发病病因是什么？对此类疾病如何辨证施治？""喘证以呼吸急促，甚则张口抬肩，鼻翼扇动为特征。其病因甚多，包括外感六淫，内伤饮食，情志以及病后虚弱等方面。在病理方面正如《景岳全书·喘》云：'在肺为实，在肾为虚。'扼要提示了肺肾二脏主司呼吸摄纳的功能失常，为本证的病理重点。《丹溪心法·喘》也说：'肺以清阳上升之气，居五脏之上，通荣卫合阴阳，升降往来，无过不及，六淫七情之所感伤，饱食动作，脏气不和，呼吸之息，不得宣扬而为喘急。亦有脾肾俱虚，体弱之人，皆能发喘。又或调摄失宜，为风寒暑湿邪气相干，则肺气胀满，发而为喘。又因痰气皆能令人发喘，治疗之法，当究其源。如感邪气则驱散之，气郁则调顺之，脾肾虚者温里之，又当于各类而求。'"

2009 年清明回家扫墓，正巧遇到尤老师和一些老年人在我家门口打牌。他说："刘医师，我在春节前吃了你开的三十剂中药，今年一冬病未再发，准备今年入冬后再服几十剂，以杜其根……"

"杜绝病根不易，关键是自我保养，调寒温，忌荤腥油腻，加强锻炼，才能预防疾病的复发……"

一百、突现肝硬变　其病已经年

2008 年 12 月下旬的一天上午，一名中年男子来到我的诊室。"刘医师，我日解薄便 2～3 次已有两天，腹胀、肠鸣，想请你给看一看……"

刻诊：患者发育正常，五官端正，面晦暗，腹胀肠鸣，纳可，偶鼻衄。腹壁青筋微露，肝脾未满意触及，腹部有移动性浊音，日解薄便 2～3 次，尿黄，苔薄白，脉细弦。查肝功能：总胆红素 33.4μmol/L，直接胆红素 20.6μmol/L，白蛋白 31.6，球蛋白 40.1，A/G：0.75，谷丙转氨酶 631^u，谷草转氧酶 614^u，谷氨酰转酞酶 185^u，HBsAg＋，AFP286μg/L。两对半：大三阳。B 超示：肝硬化伴大量腹水，脾肿大。根据脉症，此乃寒湿困脾所致，拟温中化湿、健脾消积为治；宜芪术三甲汤出入：黄芪 20g，炒白术 12g，党参 15g，云苓 15g，泽泻 15g，炒扁豆 30g，山药 20g，牡蛎 30g，制鳖甲 20g，双皮 30g，腹皮 30g，茵陈 30g，郁金 15g，黄芩 15g，五味子 10g，赤芍 30g。七剂水煎服，日一剂。

"刘医师，我平时吃喝正常，能干活，没有任何不适，仅解薄便两天伴腹胀肠鸣，怎么一查就是肝硬化腹水了？"

"我国肝硬化患者多由慢性肝炎（如乙肝、丙肝、自身免疫性肝炎、酒精肝、药物性肝炎等）演变而来。慢性肝炎的进展过程是渐进性的，这一过程是清清楚楚的，很早就知道有肝炎，一直没有好，病情逐渐加重，由一般性肝炎演变成肝硬化；也可以是隐蔽发展，以前根本不知道有肝炎，第一次发现就是肝硬化了，这种情况并不少见，尤其是在农村地区，年轻时一般不做体检，有潜在的问题不易被发现，等到出现严重的并发症时已是肝硬化晚期了。我国现有的肝硬化病人，大多数都是由慢性肝炎发展而来的，他们自幼通过家庭内部垂直传播导致携带乙肝病毒。一般从儿童到少年期间，机体处于免疫耐受和麻痹阶段，这段时间身体没有明显不适，只有通过偶然的查体（如打工办健康证、参军、高考、结婚等）发现。如果不去查体，一般都不会发现，病毒长期侵犯肝组织，加上免疫紊乱，肝脏炎症反复发作，逐渐纤维化组织越来越多，程度越来越重，到了肝硬化晚期就会出现腹水或消化道大出血（呕血、便血等），只有在这个时候，患者才不得不去医院救治，一检查就发现了肝硬化或肝硬化腹水，你就是这样的情况。由慢性肝炎演变成肝硬化要经历漫长的过程，并非一朝一夕所能形成，少则数年，多则数十年，但是并非每一个慢性肝炎都会演变成肝硬化。由慢性肝炎演变成肝硬化，主要原因是患者生活不规律、劳累、生气和长期大量饮酒。另外，与患者的遗传基因也有密切关系。

"15年前我也治过和你类似的病人，她当时27岁，在家招亲，当时觉纳差、腹胀、乏力，自认为可能是怀孕所致，两周后腹胀加重而来我处治疗。当时我检查后告诉她是肝硬化，她说她从来就没有肝炎，怎么可能是肝硬化，我就把上面给你讲的那些话告诉了她，她仍是半信半疑的。检查肝功能异常，B超示：肝硬化大量腹水，脾肿大。我也用的这个方子，先后服用近百剂中药，至今已有15年病未再发，生了两个孩子。所以我希望你能多吃些中药，把它治好。"

"刘医师，我今天还查了甲胎蛋白，甲胎蛋白指标比较高，会不会是肝癌。"

"原发性肝 Ca 病人血清中可出现较高的甲胎蛋白，甲胎蛋白也是诊断原发性肝 Ca 的重要指标之一。正常人血清中甲胎蛋白含量在 $25\mu g/L$ 以下，孕妇在妊娠中期也可以出现甲胎蛋白升高，但分娩后即恢复正常。在病毒性肝炎和肝硬化时，也可出现甲胎蛋白升高，但一般的水平较低，不超过 $300\mu g/L$ 以上，且持续时间短，随病情的好转而下降。原发性肝 Ca 患者甲胎蛋白常在 $400\mu g/L$ 以上，且长期持续存在，这是病毒性肝炎与原发性肝 Ca 的区别要点之一。此外，还有其他一些疾病也可以出现甲胎蛋白的升高。因此，不能单凭甲胎蛋白的升高就做出原发性肝 Ca 的诊断，应做进一步的检查。"

一〇一、戏言成真北漂京华　牛刀小试立起沉疴

2010 年春节前的一天上午，我在大街上遇到了老同学杨主任，"杨主任您什么时候回来的？春节后还走吗？"

"春节后我们一起到北方行不行？"

"行，您先去探一探路。"

2010 年 4 月中旬的一天，我在大街上又遇到了杨主任："您怎么走了几天又回来了？"

"北方太冷了，张家口现在还下雪呢！我受不了就回来了，要不过几天我们一道去北京看看……"

"好。" 3 天后的一个下午，杨主任送了一个电话号码给我，我按号码拨通了北京的号，接电话的是一个年轻的女同志，她问了一下我的情况后便说："刘主任，您明天上午到我办公室面试。"

我笑着说："我现在在安徽，明天怎么可能去面试。"

"您可以把有关材料发过来。"

"你可在百度网上查一下我的资料……" 大约 10 分钟后她的电话又打过来了。

"刘主任，我念一段给您听，看是不是您的？" 她一

连念了几段让我核实，并说："我们余院长也在这儿看，我把余院长的电话号码给您，你们俩再谈一谈。"我拨通了余院长的电话。他说："刘主任，我在网上看到了您的资料，我认为您很适合在北京坐诊，您考虑一下何时过来？到时我派车到车站接您。"

2010年6月12日早上我在北京站下了火车，刚出站，汽车司机就给我打了一个电话。我们一道来到北京恒安中医院，和余院长谈了一个多小时。院长说："刘主任，北京有什么好地方没有玩过？我让司机送你去玩。"当日下午我便坐车回安徽了。

2010年6月22日余院长又打来电话："刘主任，您怎么还不过来？"

6月28日我又到了北京恒安中医院，当时有些手续没办完，直到7月15日才正式上班，真是戏言成真，北漂京华！

刚来北京，人生地不熟，病人也不多。7月18日上午刚上班，一对中年男女扶着一位老年妇女走进我的诊室，待老年妇女坐定后我便问："您身上痒不痒？大便白不白？"

中年男子说："您是怎么知道的？"

"她的皮肤颜色及巩膜颜色告诉我的。"

接着老妇人说："两个月前因为全身皮肤发黄作痒，大便灰白，不想吃饭，在北京××医院诊为阻塞性黄疸，住院治疗，先后做了两次手术并在胆总管内放了支架，仅取一时之效，不久病又发作了……"

通过四诊，辨证为湿热内蕴、胆汁不循常道所致，拟清热利湿、利胆退黄为治；宜茵陈蒿汤加减：茵陈50g，栀子12g，郁金15g，大黄5g，赤芍50g，丹参30g，蒲公英30g，夏枯草15g，三棱12g，莪术12g，王不留行20g，地丁15g，鸡内金20g，白鲜皮20g，苦参20g，甘草12g，茯苓15g，泽泻15g。七剂水煎早晚服。

二诊：药后黄疸略减，身痒明显改善，纳谷增加，药症相符，效不更方，击鼓再进。先后共服七十七剂后病告痊愈。

其子曰："刘主任，我母亲的病这么重，西医做了两次手术并放了支架，也仅取一时之效，怎么用了几十剂中药后就取得了这么好的效果？"

"中医是脏腑经络学说，西医是神经体液学说，两种医学不能同日而语，但是它们各有所长，应取长补短……您母亲的病中医称黄疸，早在《内经》中就有记载。如《素问·平人气象论》说：'溺黄赤，安卧者，黄疸……目黄者曰黄疸。'汉张仲景《伤寒杂病论》把黄疸分为黄疸、谷疸、酒疸、女劳疸、黑疸五种，并对各种黄疸形成的机理、症状特点进行了探讨，创制的茵陈蒿汤成为历代治疗黄疸的重要方剂。历代医家对黄疸多有论述，并对黄疸可有传染性及严重的预后转归有所认识……因此，只要根据脏腑学说进行辨证论治，是会取得很好的效果的。"

"中医真是博大精深啊！"

一〇二、彰显高尚医德 创造生命奇迹

2010年8月12日下午，诊室来了一位高个子的中年妇女，进门便说："您是刘主任吧？别人介绍我来找您，因我父亲是脑干出血后遗症，我想咨询您一下。"

"您说吧。"

"今年6月，我父亲因脑干出血住进北京市××医院重症监护室，病危通知已下了，送老衣服也准备好了，但经过医护人员的极力救治，生命保住了，但生活不能自理了，几乎成了植物人，您看能否治疗？您能否去我家出诊？出诊费要多少给多少……"

"我可以到你家去看一下再说，出诊费我分文不收！我可以利用休息时间去你家，今天下午等我下班后，你可在平乐园小区健身广场南门等我……"

当晚我如约到了刘老先生家，只见一位70多岁的老人脚北头南地躺在床上，面潮红，左半身不遂，语言蹇涩，头晕耳鸣，生活不能自理。我给他诊脉察舌后又测了血压（150/90毫米汞柱），便对她女儿说："根据脉症，您父亲是肝阳上亢、气虚血瘀所致的中风后遗症，治疗起来比较棘手，我先给开七剂中药吃一吃看

看，以后再根据病情调整方药……"

刘女士说："主任，我爸就交给您了，您说怎么治就怎么治，一切听您的……"

四诊合参，给予补阳还五汤合天麻钩藤饮出入：黄芪100g，当归12g，赤芍30g，川芎12g，红花10g，土鳖虫10g，地龙12g，牛膝12g，木瓜15g，全蝎5g，蜈蚣2条，天麻15g，钩藤30g，菊花15g，夏枯草15g，决明子20g，清半夏12g，鸡血藤30g，丝瓜络10g，三七粉10g（冲服）。七剂水煎早晚服。

二诊时病人自觉诸症均有所减轻，家属也很有信心。既然药症相符，效不更方，再进七剂。

三诊时病人面潮红明显改善，血压也趋于正常，余症皆减，上法出入再进十四剂。

四诊时病人觉左半身较前有力，手稍能活动，宜上法改黄芪为120g，再进十四剂。

五诊时病人自觉有一股气流在左半身流动，其他症状均大有好转，守法再进十四剂。

先后以上法出入共进中药八十四剂后，病人能下地走动，生活基本自理，余症基本消失；上法出入再进以巩固之。

2010年11月病人女儿刘女士送来了一面锦旗，上面写着"彰显高尚医德，创造生命奇迹"。医院企划部来拍了照片，并派员到病人家里录了像，于2014年1月

14 日、15 日在北京卫视《生活频道》播出，引来了不少中风后遗症患者，经用药后病人的症状均有不同程度的改善。

一天诊余学员小王说："刘老师，刘老先生的效果这么好，能否分析一下给我听听？"

"《内经》中虽无中风病名，但有关中风的论述较详，如《灵枢·刺节真邪》篇云：'虚邪偏客于身半，其入深，内居荣卫，荣卫稍衰则真气去，邪气独留，发为偏枯。'《素问·生气通天论》云：'阳气者，大怒则形气绝，而血菀于上，使人薄厥。'《素问·调经论》云：'血之与气，并走于上，则为大厥，厥则暴死，气复返则生，不反则死。'在《内经》理论的指导下，历代医家对中风的病因病机和治法作了进一步的探讨和发挥，如东汉张仲景认为：'络脉空虚，风邪入中是本病发生的主因，并以邪中深浅、病情轻重分为中经络、中脏腑。在治疗上，主要以疏风散邪，扶助正气为法。'至清代叶天士始明确以'内风立论'，《临症指南医案·中风》进一步阐明了'精血衰耗、水不涵木……肝阳偏亢，内风时起'的发病机理，并提出滋液息风、补阴潜阳，以及开闭、固脱等法。王清任指出中风半身不遂，遍身麻木是由于气虚血瘀所致，立补阳还五汤治疗偏瘫，至今仍为临床常用。补阳还五汤中重用生黄芪，补益元气，意在气旺则血行，瘀去络通，为君药。当归尾活血通络而不伤血，用为臣药。赤芍、桃仁、红花、牛膝协同当归尾活血以祛瘀，地龙通经活络，力专善走，周行全身，以行药力，为佐药。全方配伍的特点：重用补气药与少量活血药相伍，使气旺血行以治本，祛瘀通络以治标，标本兼顾，且补气而不壅滞，活血又不伤正。合而用之，则气血旺、瘀消、络通、诸症自愈。至于本方与天麻钩藤饮合用，是因为患者血压高、头晕耳鸣，均为肝肾不足，肝阳偏亢使然。方中天麻、钩藤平肝息风为君药，石决明咸寒质重，功能平肝潜阳，与君药相和，加强平肝息风之力。牛膝引药下行，并能活血利水为臣药……所以用上两方加减效果令人满意。"

2010 年 12 月 17 日下午余院长来到我的诊室，他说："刘主任，我一亲戚因车祸致脑干出血，现已花去六十余万元，但不能说话，左眼视物不清，生活不能自理，您看能否用中药给治疗？"

"那位刘先生是单纯的脑干出血，而你亲戚是一种复合伤，也可以用中药试一试……"于是我以补阳还五汤出入：生黄芪 100g，当归 12g，丹参 30g，桃仁 12g，红花 10g，土鳖 10g，牛膝 12g，全蝎 5g，蜈蚣 2 条，胆南星 10g，鸡血藤 30g，木瓜 15g，桑枝 30g，女贞子 20g，谷精草 10g，枸杞子 15g，石菖蒲 10g，三七粉 10g（冲服）。20 剂水煎服。

2011 年 9 月 11 日来电说：患者自服中药 100 余剂

后，病情好转，现已能独立行走，但不稳，能手扶栏杆上二楼，左眼视力仍较低，不能言语……根据病情仍以上法出入继服以巩固之。

2013 年 11 月 11 日余院长说："我家亲戚现在走路较以前为稳，其他症状也较前为轻……"

一〇三、足上生疔实痛苦　五味消毒建奇功

2010 年 8 月 12 日上午刚上班，诊室来了一位拄着拐杖的中年男子，坐定后便说："主任，我左足生疔在××医院输了大量的抗生素，现已 3 天效果不明显，现在左足红肿疼痛难忍，麻木作痒，全身不适……不知中医能否治疗？"

"中医治疗恶毒疮肿效果较好，但必须按医嘱用药，否则可能会引起他变，后果不堪设想……"

通过四诊，辨为脏腑蕴热、火毒结聚所致，拟清热解毒为治；宜五味消毒饮加减：金银花 20g，野菊花 15g，苦地丁 15g，丹皮 12g，栀子 12g，黄连 10g，黄柏 12g，夏枯草 15g，生甘草 12g，丹参 30g，红花 10g，大黄 5g。五剂水煎服。

2010 年 8 月 16 日二诊：药后临床症状基本消失，药中病所，稍式出入再进七剂。

2010 年 8 月 22 日三诊：药后无任何不适，宜上法再进三剂以防死灰复燃。

病人走后学员小王说：“什么是疔？是怎么引起的？”

"疔是指发病迅速而且危险性较大的急性感染性疾病，多发生于颜面和手足等处。若处理不当，发于颜面者可引起走黄危证而危及生命，发于手足者可损筋伤骨而影响功能。《备急千金要方·疔肿》云：'初起必先痒后痛，先寒后热，热定则寒。多四肢沉重、头痛、心惊眼花。若大重者，则呕逆，呕逆难治……经五六日不瘥，眼肿见火，神昏口干，心烦即死也。'说明本病对人的危害性极大，必须及时治疗。杨先生的足疔是由于他平时喜欢杯中物，因此引起脏腑蕴热、火毒结聚而发病。但话又说回来，这种病大都看西医，用西药也比较方便，而找中医中药者极为少见，因此临床上也很难见到这种病了……"

"疔疮有几种？"

"疔疮分为颜面部疔疮、手足部疔疮、红丝疔、烂疔、疫疔五种，前三种较常见，后二种少见，但疫疔有一定的传染性，此处着重讲一讲手足部疔疮。手足部疔疮，由于发病部位、形态及预后不同，而有多种病名。生于指头顶端者，叫蛇头疔；生于指甲周围者，叫沿爪疔；生于指甲旁的，叫蛇眼疔；生于甲后者，叫蛇背疔；生于手指螺纹的，叫螺疔；生于手指骨节间的，叫蛀节疔；一指通肿者，叫泥鳅疔；生于手掌中心者，叫托盘疗；生于足掌中心者，叫足底疗。杨先生所生之疗疮，叫足疗。"

"杨先生为什么以大量抗生素用了三天疗效不好？为什么用了五味消毒饮加减效果这么好？"

"抗生素的应用是有针对性的，杨先生用的是什么抗生素我们不得而知，据推测可能是不对症，故而效不著。杨先生是由于脏腑蕴热、火毒结聚而致足疗，应该用清热解毒之剂治疗，而五味消毒饮恰具清热解毒之作用，故用治足疗效若桴鼓。"

一〇四、产后身痛　风寒为殃

2010 年 8 月 28 日上午林女士来复诊，她进门后便说："刘主任，我今天中午请您吃饭！"

我笑着说："为什么？"

"我的病在北京看了不少医生，也花了不少钱，但收效甚微，唯独吃了您开的七副中药后病就好了七八成，估计再吃这次就差不多了，您开的七剂中药也只是三百多元，我今儿请您吃饭不可以吗？"

"医生的天职是为病人解除疾苦，您的病好了您高兴，我心里也是乐滋滋的。您的心意我领了，谢谢您的好意……"通过察舌诊脉后，又以原方出入再给七剂中药。

林女士走后，学员小王说："刘老师，刚才要请您

吃饭的林女士是什么病？您用的什么药效果这么好？"

"林女士今年7月在××医院住院做人流术，因为当时天气炎热，病房里开着空调，她在术后第二天就觉全身肌肉酸痛不适，怕冷，骨头里往外出凉气，自认为可能是受凉，过几天可能就好了。出院后病情不但没有好转反而加重，经多家医院用药效果均不理想，于是就来我科就诊。通过四诊合参，辨证为产后感冒，给予麻黄汤加减：麻黄6g，桂枝6g，苦杏仁12g，甘草12g，熟地15g，防风12g，细辛3g，当归12g，川芎12g，秦艽15g，木瓜15g，白芍15g。七剂水煎服，药后来复诊就出现了刚才的那段话。麻黄汤是风寒外感表实证的常用方剂，方中麻黄善开凑发汗，祛在表之风寒。桂枝解肌发表，温通经脉，即助麻黄解表，使发汗之力倍增，又畅行营阴，使疼痛之症得解。杏仁降利肺气，与麻黄相伍，一宣一降，以恢复肺气之宣降。炙甘草既能调和麻杏之宣降，又能缓和麻桂相合之峻烈，使汗出不致过猛而耗伤正气。考虑到产后体虚，又在方中加入四物汤以养血和血。秦艽、木瓜、防风可祛风除湿止痛，细辛配桂枝加强了温经散寒之力，诸药相合，达到了解表散寒、养血祛风、除湿止痛之效果，故药用不多而获效。"

一〇五、咳嗽畏远行　中药显神通

2011年3月16日上午，诊室来了一位形体肥胖的

20g，炒白术 12g，茯苓 15g，陈皮 12g，炙甘草 12g。七剂水煎服。

二诊时，她爱人柴先生一进门便举起大拇指说："刘主任，您真神，我老伴的病在京城找了不少名医看，效果均不理想。她吃了您开的中药一剂后夜间就能入睡了，我要好好感谢您！现在七剂药已吃完了，病也基本好了，再吃一段时间的药以巩固一下……"

"刘老师，张女士、黄先生、肖女士三个病人均是咳嗽病，我看您用的方子均不一样，为什么均取得了很好的疗效？"

"中医看病讲辨证施治，病同病因不同，因此用药也就不同了。张女士是外邪束表、水饮内停，用的是解表散寒、温肺化饮的小青龙汤加减；黄先生是温燥伤肺、气阴两伤，用的是清燥救肺汤加减；而肖女士年高体弱，风寒外束、痰热内蕴，用的是定喘汤加减。他（她）们虽然都是咳嗽病，由于年龄不同，病因也不同，因此用药也就不同了，这也体现了中医同病异治法的正确性……"

一〇六、结婚七年未生育　调理月经梦成真

2012 年中秋节前夕，一位 30 多岁的女士走进我的诊室，进门便说："刘主任，还认识我吗？"

"有点面熟，记不清了！"

"一年前我因不孕来找您看过病，看了两次我就怀孕了……"

说着便从包里拿出手机："主任，您看，这是我女儿的照片，现在已五个多月了……"

我接过她的手机，屏幕上有一个胖乎乎、笑眯眯的小女孩照片。

"这孩子真漂亮，很像你……你这次来有什么事？"

"我这次是代表我全家来谢谢您，顺便再看一下病。"

"医生的天职就是为广大病员解除疾苦，病看好了，目的达到了，你们心里高兴，我心里也有成就感，谈不上什么谢不谢的……"

下午，学员小王说："刘老师，上午给您看小孩照片的刘女士原来是什么病？您用什么药给治的？"

"那是2011年1月9日上午，她来到我诊室后便说：'主任，救救我吧！'说着便要向我下跪，我拉着她让她讲一讲是怎么回事。'我们结婚已经7年了，我公婆特想抱孙子，我老公也十分喜爱小孩，可是我的肚子不争气，就是怀不上，到处求医，也无济于事，搞得真是焦头烂额，我的思想压力特别大……'

我说：'你把你的情况给我说一说。'她说：'我们结婚7年了，每当我看到和我一前一后结婚的人，人家有的孩子上幼儿园，有的上托儿所，有的挺着大肚子，唯独我依然如故。特别是每当看到我公婆那种期盼的眼神时，我不由得就心里发怵，觉得自己也是个女人，怎么就是不争气呢！经别人介绍，说您能圆我的梦，今天就来找您了……'

"我问：'您月经情况如何？'

她说：'我13岁月经来潮，经色量均正常，结婚后不久，我就出现痛经，每于经潮前双乳胀痛，经潮时腰酸疼痛，月经量少色暗有块，纳谷不香……'通过四诊辨证为肝郁气滞、脾虚血瘀所引起的痛经，拟疏肝解郁、养血健脾、活血调经为治；宜逍遥散加减：当归12g，赤芍30g，柴胡12g，茯苓15g，炒白术12g，白芍30g，炙甘草12g，莪术12g，郁金15g，桃仁12g，红花10g，川芎12g，元胡15g，三棱12g，丹参30g，党参15g，仙灵脾20g，炙乳香12g，炙没药12g。七剂水煎服，早晚服，并嘱下一月经周期前一周再来复诊。2011年2月9日二诊：服药后经潮前双乳基本不胀痛，经潮时经色好转，量也增多，基本上没有血块，腰酸痛也大大减轻。既然药后大效，守法稍式出入再进七剂。直到今天就出现了上午的那一幕。"

"逍遥散为什么治疗这种病效果那么好？"

"逍遥散是妇科的常用方剂，方中柴胡疏肝解郁，使肝气得以调达，为君药；当归甘辛苦温，养血活血；白芍酸苦微寒，养血敛阴，柔肝缓急。当归与柴胡同用，补肝体而助肝用，使血和则肝和，血充则肝柔，共为臣药。木郁不达致脾虚不运，故以白术、茯苓、甘草健脾益气，既能实脾以御木郁，且使营血生化有源，共为佐药。又因经潮时腰膝酸痛有块，故又加入活血化瘀之桃仁、红花、川芎、牛膝辈；再加入炒杜仲、仙灵脾以补肾，肾不虚子亦健。因此，刘女士用药治疗两个月经周期，就圆了生育的梦。"

一〇七、患消渴自等死　服药后欲求生

2011 年 5 月 29 日下午我刚上班，诊室来了一位 60 多岁的形体消瘦的女士，进门便说："刘主任，我真想给你磕个头谢谢您，吃了您开的七剂中药后，您给我带来了求生欲望……"

"吃药后既然有效，可以吃一段时间以巩固疗效……"通过四诊，又在原方的基础上稍式出入再进七剂。

病人走后，学员小王说："刘老师，刚才那位刘女士为什么进门就要给您磕头？"

"这位刘女士是回民，自幼嗜食甜食，10 年前出现多食、多饮、多尿，形体消瘦，神疲乏力，腰酸、头晕、耳鸣等症状，经北京××医院检查为糖尿病，曾多次住院，疗效均不理想。医生建议用胰岛素控制血糖，因畏惧胰岛素会成瘾而拒绝使用，后自动出院回家，也

不用药，自等死亡。平时精神萎靡不振，就这样浑浑糊糊过了好几年。上月她侄女刘女士来看她，让她来找我给予治疗，于5月22日来我处诊治。根据四诊，辨为肾阴亏虚所致，给予六味地黄汤加味：熟地15g，山药20g，丹皮12g，茯苓15g，泽泻15g，芋肉15g，黄芪20g，党参15g，丹参30g，红花10g，牛膝12g，益智仁20g，桑螵蛸20g，七剂水煎服。药后觉得效果还不错，因此就出现了刚才的场面。"

"为什么六味地黄汤对她那么有效？"

"根据四诊辨证为肾阴亏虚、肾失固摄所致，故给予滋阴固肾的六味地黄汤加味。六味地黄汤具有三补三泄的作用，前面已述现在不再说了，因其尿频故加入益智仁、桑螵蛸益肾缩尿；因困倦、气短、乏力，又加入黄芪、党参益气健脾；考虑久病必瘀，故在方中加入丹参、红花、牛膝等活血化瘀之品，而改善微循环，故而用之疗效满意。后根据症情的变化，先后共调治5月余，临床症状基本消失，血糖也控制在正常范围之内而停药观察。"

"刘老师，消渴病的发病机理是什么？"

"在世界医学史中，中医学对本病的认识最早，且论述甚详。消渴之名，首见于《素问·奇病论》：'此肥美之所发也，此人必数食甘美而多肥也。肥者令人内热，甘者令人中满，故其气上溢，转为消渴。'《灵枢·

五变》说：'五脏皆柔弱者，善病消瘅。'《外台秘要·消渴消中》说：'房事过度，致令人肾气虚耗故也，下焦先热，热则肾燥，肾燥则渴。'《临证指南医案·三消》说：'心境愁郁，内火自燃，乃消症大病。'由此可知禀赋不足、饮食失节、劳欲过度、情志失调是消渴病发病的原因。"

"消渴病的病机主要在于阴津亏损，燥热偏盛，而以阴虚为本，燥熟为标。两者互为因果，阴愈虚，则燥热愈盛，燥热愈盛；则阴愈虚。病变脏腑主要在肺、胃、肾，尤以肾为关键。三脏之中，虽有偏重，但往往又互相影响。正如《临证指南医案·三消》邹滋久按语说：三消一证，虽有上、中、下之分，其实不越阴亏阳亢，津涸热淫而已。"

一〇八、痛风不可惧　中药出奇迹

2011 年 3 月 27 日上午 10 时许，导医台打来电话说："门诊一楼大厅有一位因患痛风病行动不便的老人，您能否下来给看一下。"

"行！"

我在一楼大厅里见到一位年过七旬的老人，形体消瘦，痛苦貌。经询问，苏老先生患痛风十余年，先后服了不少中西药物，也仅取一时之效。近一月来病又发作，服药效果不显著，因家中无人，自己拄拐来我处求治中医。刻下双手已变形，关节疼痛难忍，屈伸不利，腰膝酸软，畏寒，行动不便。通过四诊，给开一处方七剂，让学员小王送到一楼交给苏老先生。

小王回来后说："刘老师，苏老先生是什么病？您为什么用独活寄生汤加减？"

"苏老先生患的是痛风病。根据其症状当属中医的'痹症'，但又因久治不愈，中医辨证为肝肾亏虚。因其肝肾不足，筋脉失养，应当培补肝肾，舒筋通络，故用独活寄生汤加减。方中重用独活为君，独活辛苦微温，善治伏风，降久痹，且性善下行以祛下焦与筋骨间的风寒湿邪；臣以细辛、防风、秦艽、肉桂。细辛入少阴肾经，长于搜剔阴经之风寒湿邪，又除经络留湿；秦艽祛风湿，舒筋络而利关节；肉桂温经散寒，通行血脉；防风祛一身之风而胜湿。君臣相伍，共祛风寒湿邪。本病因痹症日久，而见肝肾两虚、气血两虚，遂佐入寄生、杜仲、牛膝以补益肝肾而强壮筋骨，且寄生可祛风湿，牛膝尚能活血以通利肢节筋脉。当归、川芎、生地、白芍养血活血，人参、茯苓、甘草健脾益气。诸药合用，具补肝肾、益气血之功，且白芍与甘草相合，尚能柔肝缓急，以助舒筋。当归、川芎、牛膝、桂心活血，寓'治风先治血，血行风自灭'之意。由于痹症久病入络，抽掣疼痛，肢体拘急者，可用虫类搜风止痛药物，深入髓络，攻剔痼结之痰瘀，以通经达络止痛，如全蝎、蜈蚣辈。"

2011年4月17日苏先生自行来到我的诊室："刘主任，您开的药真有效，共服21剂后疼痛基本控制住了，其他症状也随之减轻，这不我自己上楼来了。"

"既然疗效这么显著，建议您多服一段时间巩固之。"先后以独活寄生汤出入共服195剂后，临床诸证基本消失而停药观察。

小王问："刘老师，痛风是如何发生的？"

"痛风属痹症中的痛痹、白虎历节之类。痹症是由风、寒、湿、热等邪气闭阻经络，影响气血运行，导致肢体筋骨、关节、肌肉等处发生疼痛、重着、酸楚、麻木，或关节屈伸不利、僵硬、变形等症状的一种疾病。轻者病在四肢关节、肌肉，重者可内舍于脏。中医文献中有关痹症的记述相当丰富，如《素问·痹论》指出：'风、寒、湿三气杂至，合而为痹。其风气盛者为行痹，寒气胜者为痛痹，湿气盛者为着痹也。'又说：'以冬遇此者为筋痹，以夏遇此者为脉痹，以至阴遇此者为肌痹，以秋遇此者为皮痹。'还说：'五脏皆有合，久病而不去者，内舍于其合也。故骨痹不已，复感于邪，内舍于肾。筋痹不已，复感于邪，内舍于肝。脉痹不已，复感于邪，内舍于心。肌痹不已，复感于邪，内舍于脾。皮痹不已，复感于邪，内舍于肺。'并在预后方面指出：'其入脏者死，其留连筋骨者痛久，其留连皮肤者易已。'历代医家根据疾病的不同症状特点，赋予了不同的病名，在治法方药上亦趋丰富。"

一〇九、胁痛病久治不愈　用中药效如桴鼓

2011 年 7 月 6 日上午，一位 50 来岁的女士来到诊室便说："刘主任，你真神，我七八年的胁痛病仅吃了您开的两剂中药就好了，真是十分感谢您！"

"不是我神，而是祖国医学太神奇了！中医看病讲的是辨证施治，您的胁痛病可能是我辨证用药均对路才取得了桴鼓相应的效果。您这次来是旧病复发还是有别的事？"

"我这次来不是看旧病的，而是因为尿路感染周余，虽然输了液，但效果不理想，今儿特来找您给我再开点中药吃。"

根据四诊，辨为湿热蕴结下焦、膀胱气化失司的热淋病，治以清热利湿通淋的八正散加减，七剂水煎服。

病人走后，学员小王说："刘老师，刚才那位患尿路感染的程女士，原来的胁痛病是什么原因引起的？您是用什么方药治疗的？"

"那是两月前的事，她说：'刘主任，我右胁疼痛已有七八年，在北京看了不少医生，先后做了 B 超、CT、核磁共振、肝功能等检查，也未查出什么毛病，吃药也无效果，今儿特请您给我看看。'胁痛是以一侧或两侧

胁肋部疼痛为主要表现的一种病症，此病最早见于《内经》。《内经》明确指出本病的发生主要与肝胆病变有关，如《素问·脏气法时论》中说：'肝病者，两胁下痛引少腹，令人善怒。'在《素问·刺热》篇中说：'邪在肝，则两胁中痛……'《灵枢·经脉》篇云：'胆足少阳之脉……是动则病口苦，善太息，心胁痛不能转侧。'说明胆腑的病变亦可导致胁痛。后世医家在《内经》的基础上，对胁痛的病因病机及临床特征有了进一步的认识，如《诸病源候论·腹痛诸侯·胸胁痛候》说：'胸胁痛者，由胆与肝及肾之支脉虚，为寒所乘故也……此三经之脉并循行胸胁，邪气乘于胸胁，故伤其经脉，邪气之与正气交争，故令胸胁相引而急痛也。'指出胁痛的发病脏腑主要与肝、胆、肾相关。严用和《济生方·胁痛评治》说：'夫胁痛之病……多因疲极嗔怒、悲哀烦恼、谋虑惊扰，致伤肝脏。肝脏即伤，积气攻注，攻于左，则左胁痛；攻于右，则右胁痛；移逆两胁，则两胁俱痛。'《景岳全书》指出胁痛的病因主要与情志、饮食、房劳等关系最为紧切，并将胁痛分为外感与内伤两大类。如《景岳全书·胁痛》曰：'胁痛有内伤外感之辨，凡寒邪在少阳经……然必有寒热表证者方是外感，如无表证，悉数内伤。但内伤胁痛者十居八九，外感胁痛则间有之耳。'《证治汇补·胁痛》篇对胁痛的治疗原则进行了较为系统的描述，曰：'治宜伐肝泻火为要，不可骤用补气之剂，虽因于气虚者，亦宜补泻兼施。……故凡木郁不舒，而气无所泄，致木愈郁而病愈甚也。'根据辨证，给予逍遥散加减：当归12g，白芍30g，柴胡12g，茯苓15g，生白术15g，川芎12g，元胡15g，川楝子12g，生甘草12g，乳香12g，没药12g，丹参30g。七剂水煎服。方中柴胡疏肝解郁，使肝气得以调达为君；当归甘辛苦温，养血和血；白芍酸苦微寒，养血敛阴，柔肝缓急；归芍与柴胡同用，补肝体而助肝用，使血和则肝和，血充则肝柔，共为臣药。木郁不达致脾虚不运，故以白术、茯苓、甘草健脾益气，既能实脾以御木侮，且使生化有源，共为佐药。加入薄荷少许，疏散郁遏之气，透达肝经郁热。生姜温运和中，且能辛散达郁，亦为佐药。甘草尚能调和诸药，兼为使药。至于方中加入川芎、川楝子，根据有关报道，此二药合用对肝郁气滞之胁痛有明显的疗效。"

一一〇、蒙古小伙血管瘤　中药服后称真牛

2011年8月30日上午，诊室来了一位50多岁的女士和一个小伙子。进门后女士说："刘主任，您真牛，我儿子3年多的疾病，仅吃了您开的中药30剂后，病就去了大半。"说着她便把两纸箱葡萄送到我面前。"刘主任，尝尝我们家乡的土特产。"

"这么远你们还带来了这么多的东西，路上不累

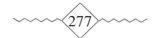
277

吗?"

"我们是坐火车来的,也不累,这是我们家自种的,也不要花钱买,味道还不错,您尝尝吧!"

寒暄一番后,我又给小伙子诊脉察舌,左颈部的瘤子较服药前缩小了一大半。"小苏,你服了我开的中药效果这么好,我建议把方子调整一下继续服,以观后效。"

"刘主任,我相信您,您说吃多长时间都行。"

小苏娘俩走后,学员小王说:"刘老师,小苏患的是什么病?你用什么方法治疗的?"

"小苏患的是左颈部血管瘤,3年前偶发现左颈部有一蚕豆大的肿块,不红不肿也不痛而未予注意,后渐渐长大,直到现在已有鸡蛋黄那么大,偶觉胸闷气急,按之较软,经内蒙古人民医院检查建议来北京确诊。6月来到北京,先后经几家大医院均确诊为左颈部血管瘤,建议手术治疗。因小苏畏惧手术,而改求治于中医。根据四诊合参,辨证为痰气交阻,血脉瘀滞,博结成瘿,遂给予理气活血、化痰消瘿的自拟方消瘿散加减:山药20g,茯苓15g,泽泻30g,生薏苡仁30g,炒薏苡仁30g,炙鳖甲20g,煅牡蛎30g,三棱12g,莪术12g,土鳖10g,丹参30g,丹皮12g,生地15g,夏枯草15g,浙贝母15g,青皮12g。十剂水煎服。药后症减,又按原方在当地又购20剂,共服30剂后收到了较为理想的效果,因此就出现了刚才的一段对话。"

"小苏的病是什么原因引起的?"

"《庄子·德充符》里就有'瘿'的病名。《诸病源候论·瘿候》认为:'诸山水黑土中,出泉流者,不可久居,常食令人作瘿病,动气增患。'指出瘿病的病因主要是情志内伤及水土因素。《三因极一病证方论·瘿病症治》又将瘿病分为石瘿、肉瘿、筋瘿、血瘿、气瘿。《外科正宗·瘿瘤论》认为:人生瘿瘤之证,非阴阳正气结肿,乃五脏淤血、浊气、痰滞而成。采用的主要治法是行散气血、行痰顺气、活血散坚。我所拟的消瘿散就是根据前人治瘿之法结合个人的临床经验,而组成的一个行之有效的方子。"

一一一、华佗再世　药到癌除

2012 年 7 月的一天上午,我大学时的两位同学来看我。我们正在说话时,唐同学说:"刘××,送您这面锦旗的人是我的老乡。"

"对,我们只顾说话,还真把您在那儿工作的事给忘了。"

"她患的是什么癌?"

"是阴道癌!"

"我还是第一次听说阴道癌,她是怎么找您来看病的?"

"2011年8月10日下午，一位中年女子扶着一位形体消瘦、行动困难的七旬老妇人来到我的诊室。进门后中年女子说：'您是刘主任吗？我母亲今年75岁了，一年前觉得阴道有灼热感，不时疼痛流血，当时未引起重视，后来病情逐渐加重，在池州市人民医院做检查也未有结论，建议到合肥进一步检查，在安医大诊为阴道鳞状细胞癌，要做手术治疗。因我母亲年高体质差，未同意手术。我在北京工作，于是就把她带来北京。后经北京几家大医院检查，均建议手术治疗。但我母亲就是不同意手术，她想看中医。我在网上查到了您，今天就带她来了……'

"通过四诊，辨为脾虚气陷、冲任不固所致，拟健脾益气、固冲止血为治；宜自拟的芪升海胶汤出入：黄芪50g，升麻15g，海螵蛸30g，阿胶15g（烊化），党参15g，土茯苓20g，山药20g，生薏苡仁30g，炒薏苡仁30g，生地炭20g，地榆炭20g，泽泻30g，煅牡蛎30g，白花蛇舌草50g，玄参30g，三七粉10g（冲服）。七剂水煎服。"

"二诊：自觉服七剂中药后症状减轻，守法出入再进。在服完30剂后阴道不再出血，余症亦减轻。根据临床症状不断调整方药，先后共服160剂后临床症状完全消失，体重增加了10斤而停药。2012年5月，她女儿受母亲之托送来了这面锦旗……"

"您自拟的芪升海胶汤的组方原理是什么？"

"张老太太的阴道癌，按中医的辨证属'崩漏'中的脾不统血型。芪升海胶汤是我治疗崩漏的常用方，方中黄芪、党参、白术、山药补气健脾、固冲止血，升麻升提摄血、乌贼骨固涩止血、地黄滋阴养血、地榆炭、阿胶、三七养血止血、土茯苓、薏米清热利湿；白花蛇舌草除清热解毒外，还有抗癌作用，故用治本病取得了较好的效果。"

一一二、医者仁心　拒收红包

2012 年 2 月 24 日上午，潘道庙刘女士来给她的父亲开药，药方刚开好，诊室又进来一对中年男女，男的说："您是刘主任吧？我们是从山西大寨来的，在网上查到您能治疗我爱人的病，我们今天特来请您老给我爱人看一看……"说着说着，他从包中拿出一大卷百元人民币送到我面前。

"您这是什么意思？你们这么远来北京看病也不容易，你们能有多少钱？我是从来不收病人任何财物的，您还是把钱收起来留给您爱人看病用吧！"

"我的这一点心意您不领吗？"

刘女士接着说："刘主任是一个正直的人，我父亲因脑干出血几乎成了植物人，他每每利用休息日到我家为我父亲看病，经他三个多月的精心治疗，我父亲现在已能下地行走了，但他从不收出诊费。但话又说回来，也有个别医生不这样，如我母亲在××医院做心脏造影，做完后医生对我说：'您母亲是现在缝合还是明天缝合？如果今天缝合就要交500元现金，如果明天缝合就可以走医保！'我们这些做儿女的，哪儿能让母亲痛苦地等一夜呢？也只好交了500元现金，这就缝合了。他们要是和刘主任相比，真是相差太远了。刘主任真是医者仁心啊！"

刘女士走后，我便给凌女士诊脉察舌，通过四诊得知：半年前凌女士出现头晕、左半身麻木、心烦易哭、怕冷，不时出现筋惕肉瞤；后经北京天坛医院诊为"桥脑延髓海绵状血管畸形"，经治效不著而改求治于中医。根据四诊，辨证为肝肾不足、气血瘀滞所致，拟滋肝补肾、舒肝解郁、活血化瘀为治；宜补阳还五汤和天麻钩藤饮出入：黄芪60g，牛膝12g，地龙12g，土鳖12g，丹参30g，当归12g，红花10g，郁金15g，天麻12g，钩藤30g，磁石30g，炒枣仁30g，炙甘草30g，小麦30g，大枣42g，秦艽15g，木瓜15g。20剂水煎服，日一剂。3月12日来电话说："服完20剂中药后，走路迈步轻快了，精神、睡眠均比以前明显好转……"嘱以上方稍式出入再服。

2012年6月29日来电说："服中药100余剂后，病情大有好转，现已上班工作了……"

一一三、男子少精不生育　补肾生精达目的

2012 年 5 月 13 日上午上班不久，我的电话响了。"刘主任，我是林××，我老婆现已怀孕了，我还要再吃药吗？"

"吃药的目的是让您老婆怀孕，现在目的已经达到了还要吃什么药！"

学员小王说："刚才打电话的是哪位？"

"是紫南家园的林××，这人您认识。"

"他是什么病？"

"男子少精不育症。"

"男子不育的原因是什么？"

"男子不育的原因有二：一是先天性不育，古人所说的'五不男'是也，这些病人药物是不能改变的。二是后天性不育，是可以用药物治疗的，林××就是这类病人。根据世界卫生组织统计，近 10 年来，全世界男子的精子数较 10 年前减少 20% 左右，这可能与以下几方面原因有关：一是工业的发达，引起了自然环境的污染；二是高科技产品的大量应用，引起对人体的辐射；三是快节奏的工作，对人们精神压力加大；四是人们生活习惯的改变；五是由于人们生活水平的提高，性生活过密，即'富贵则淫之谓'。这些都是直接引起男性不育的原因。

"林先生 26 岁，北京人，2012 年 2 月 23 日初诊。结婚 3 年未育。婚前有手淫史，婚后早泄，平时四肢怕冷，腰膝酸软，苔薄白，脉细弱。精液常规：A 级 9.66%、B 级 13.2%、C 级 33.24%、D 级 43.81%、畸形率 20.3%。根据四诊辨为肾阳不足所致，拟补肾生精为治；宜自拟的补肾生精汤出入：山药 20g，丹皮 12g，熟地 15g，茯苓 15g，泽泻 15g，芋肉 15g，枸杞子 15g，覆盆子 20g，五味子 20g，菟丝子 20g，益智仁 20g，金樱子 20g，炒白术 15g，韭子 10g，炒杜仲 15g，芡实 20g，煅龙骨 30g，煅牡蛎 30g。七剂水煎服。药后症减，上法出入再进，先后共服 56 剂后老婆怀孕，于是就打来电话咨询。"

"刘老师，补肾生精汤的组方原理能说给我听一听吗？"

"补肾生精汤是由六味地黄丸合五子衍宗丸化裁而成。六味地黄丸具有三补三泄的作用，前已多次说及，此不再言。五子衍宗丸可补肾精，用于肾虚腰痛、尿后余沥、遗精早泄、阳痿不育等。故用此方治疗男性少精不育症，效果较为理想。"

一一四、夫妻多年不孕育　双方同治达目的

2013 年 5 月 23 日上午诊室来了一位青年男子，走到我面前说："请问您是刘主任吗？"

"是。"

"我们张总今日有事不能前来，他托我把他儿子的满月照带来给您作纪念，他改天再来谢谢您……"

我接过照片一看，是一个胖乎乎的小男孩的照片，便说："这小家伙真像你们的张总啊！"

来人走后，学员小王说："张总是谁？"

"张总是××酒店的老总，年轻有为，为人和善，事业有成……"

"他为什么要把儿子的照片送给您作纪念？"

"这话要从一年前说起。2012年3月4日上午，张总夫妻来到我的诊室，他说：'我们结婚已有五六年了，现在事业上取得了一些成绩，我们很想要个孩子，可她就是怀不上。后经几家医院检查，她是盆腔积液，我是前列腺炎，据说这都影响生育，有的医生建议我们请中医调理。后经打听您能治我们的病，等以后有了孩子，首先送一张孩子的照片给您作纪念……'于是就出现了刚才的那场景。"

"张总夫人的病您是用什么方法治疗的？"

"随女士患的盆腔积液属中医的带下病，民间有'十女九带'之谚，属经、带、胎、产四大疾病之一。白带又称带下病，带下病又有广义和狭义之分。广义带下泛指一切妇科病，包括经、带、胎、产杂病，因这些病都发生在束带以下，有所谓经脉所过、疾病所生。如

《史记·扁鹊仓公列传》记载：'扁鹊名闻天下，过邯郸，闻贵妇人，即为带下医。'即指妇科医生。狭义带下是指妇女阴中流出的黏液，如唾如涕，绵绵不断，取名带下。一说取名于病理，因由带脉失约所致。傅青主说：'而以带名者，因带脉不能约束而有此病，故以名之。'一说取名于症状，因其所下绵绵不断，有如带状。狭义的带下又有生理性带下和病理性带下的区别：生理性带下是指女子自青春期开始，肾气充盛，脾气健运，任脉通调，带脉健固所产生的一种滋润于阴道的无色、透明、质黏、无臭的阴液。正如王孟英所说：'带下，女子生而既有，津津常润，本非病也。'生理性带下，通常在月经前后或妊娠期，可相应增多。病理性带下，是指的带下病。病理性带下又分为脾虚、肾虚、阴虚挟湿、湿热、热毒等型。随女士患的是热毒型带下病：带下量多，质黏腻、有臭气，小腹作痛，烦热口干，头晕，便干尿黄，苔微黄腻，脉细数，治以清热解毒除湿；宜五味消毒饮加减：金银花20g，野菊花15g，蒲公英30g，苦地丁15g，山药20g，炒薏苡仁30g，土茯苓20g，萆薢20g，黄柏15g，炒白术15g，炒杜仲15g，枸杞子15g。七剂水煎服。二诊时病情大有好转，先后以上法出入共服77剂后临床症状消失，经B超检查，盆腔未见积液，而停药观察，至2012年7月26日查出HCG阳性。"

"张总的病是用什么方法治疗的?"

"2012年3月1日，张总说：'刘主任，我患慢性前列腺炎，能否用中药调理?'说着又拿出一张查精液的报告单给我看：精子A级别16.04%、B级7.55%、C级31.13%、D级45.28%、畸形率39.6%。看后我说：'您的病可以用中药治疗，但必须分两步走，首先要把前列腺炎治好，再治不生育的毛病，否则是治不好的，因为前列腺炎本身就影响生育……''主任，我听您的!'通过四诊，得知张先生喜爱杯中物，近几月来小便频数，茎中灼热刺痛，少腹拘急胀痛、口苦、时腰痛、大便干结、苔薄黄腻、脉滑数，系湿热蕴结下焦、膀胱气化失司所致，拟清热利湿通淋为治；宜八正散出入：瞿麦15g，萹蓄30g，车前子30g（包煎），滑石粉30g（包煎），萆薢20g，大黄5g，黄柏15g，金银花20g，蒲公英30g，苦地丁15g，山药20g，狗脊20g，地肤子30g，生甘草15g。七剂水煎服。并嘱戒酒，节制房事。"

"二诊时病去大半，以上法出入再进。先后以上法出入共服38剂后，临床症状消失而改投生精汤出入：山药20g，丹皮12g，茯苓15g，泽泻15g，熟地15g，芋肉15g，枸杞子15g，车前子30g（包煎），覆盆子20g，五味子10g，菟丝子20g，益智仁20g，炒白术15g，炒杜仲15g，芡实20g，七剂水煎服。先后以上法出入共服28剂后，其夫人随女士就怀孕了，于是就出现了前面送照片的那一幕。至于生精汤的组方原理，前面已述，此不再言。"

一一五、青年女子患虚劳　八诊二仙疗效好

2013 年 9 月中旬，医院组织员工去世博园玩，刚到园林博物馆门前，便听到一位女子说："刘主任好，你们也是来玩的？还认识我吗？"

"认识，您不是丰台的毕女士吗？"

"对，您记忆力真好！"

"你在我那儿看了这么长时间的病，同时你的病又和别人的病不一样，这怎么能忘呢！"

寒暄一阵后各自玩去了。第二天刚上班，学员小王说："刘老师，昨天在世博园见到的那位毕女士是什么病？您是用什么方药给治疗的？"

"2012 年 9 月 1 日上午，一位青年男子扶着一位年轻女子走进我的诊室，女子坐定后就说：'刘主任，我去年生孩子时大出血，差点送了命，后经抢救保住了性命。出院后无奶喂孩子，头发及腋毛、阴毛逐渐脱落，现在除头发外，其余体毛全部脱光，现在孩子一周多了，月经亦未来潮，同时对夫妻生活没一点兴趣。'

通过四诊，辨证为气血双亏所致的虚劳病，即现代医学的席汉氏综合征，给予气血双补的八珍二仙汤出入：当归 12g，白芍 15g，川芎 12g，熟地 15g，党参

15g，茯苓 15g，炒白术 12g，炙甘草 20g，仙灵脾 20g，仙茅 15g，炙首乌 20g，山药 20g，阿胶 15g（烊化），紫河车 10g，七剂水煎服。二诊时诸症明显好转，药症相符，守法再进。三诊时精神明显好转，自觉性功能几乎恢复到产前水平，仍以上法出入再进。先后共服 70 剂后，月经来潮，经色量均正常，其他症状全部消失，而停药。直到昨天在世博园遇到了她，您看她根本不像一个病人。至于本病的成因及八珍二仙汤的组方原则，前面已述，此不再叙。"

一一六、双手抖动属颤证　羚羊钩藤显神功

2012 年 9 月 28 日上午，诊室来了位 50 多岁的女士，她说："大夫，我两年前因生气后觉胸闷不适，时烦躁易怒，偶觉晕眩耳鸣，双手抖动，当时认为可能与生气有关，后来逐渐加重，心情不舒时加重，经京城多家医院检查也未查出什么，于是就来您处请给予治疗。"

通过四诊，辨证为肝郁阳亢、化火生风、扰动筋脉之颤证，拟镇肝熄风、舒筋止颤为治；宜羚角钩藤汤出入：羚羊粉 2 包，钩藤 30g，生地 20g，菊花 15g，白芍 30g，桑叶 10g，茯神 20g，甘草 12g，竹茹 10g，天麻 12g，当归 12g，丹参 30g，煅龙骨 20g，煅牡蛎 30g，百合 20g，川贝 5g，郁金 15g，豆豉 20g，五剂水煎服。

2012 年 10 月 4 日二诊：药后诸症减轻，药症相符，

效不更方，守法再进五剂。

2012年10月10日三诊：药进十剂后，自觉双手抖动明显减轻，余症也大有改善。上法稍式出入再进七剂。

2012年10月28日四诊：药进十七剂后，临床症状基本消失，宜上法出入再进十剂。先后以上法出入共进六十剂后痊愈，停药观察。

下午处理完病人后，学员小王说："刘老师，上午双手抖动的葛女士，您让她停药观察，她是什么病？是怎样形成的？"

"葛女士患的是颤证，此病是以头部或肢体摇动颤抖不能自抑为主要表现的一种病证。《内经》对本病早已认识，如《素问·至真要大论》曰：'诸风掉眩，皆属于肝。'《素问·脉要精微论》有'骨者，髓之腑，不能久立，行则振掉，骨将惫矣'之论。《素问·五常政大论》又有其病摇动'掉眩巅疾''振掉鼓粟'等描述，阐述了以肢体摇动为其主要症状，属风象，与肝肾有关，为后世对颤证的认识奠定了基础。明《医学纲目·颤振》说：'颤，摇也；振，动也。风火相乘，动摇之象，比之瘛疭，其势为缓。'还指出：'风颤者，以风入于肝脏经络，上气不守正位，故使头招面摇，手足颤掉也。'《证治准绳·颤振》指出：'此病壮年鲜有，中年以后乃有之，老年尤多。夫老年阴血不足，少水不

290

能制盛火，极为难治。'颤证病虽在筋脉，与肝、脾、肾等脏关系密切。肝风内动，筋脉失养，是本病的基本病机，又分为肝阳化风、血虚生风、阴虚风动、瘀血生风、痰热风动等病机。肝肾乙癸同源，若水不涵木，肝肾交亏、肾虚髓减、脑髓不充、下虚则高摇。若脾胃受损，痰湿内生，土不载木，亦可致风木内动。颤证为本虚标实，本为气血阴阳亏虚，其中以阴津精血亏虚为主，标为风、火、痰、瘀为患。标本之间密切联系，风火痰瘀可因虚而生，诸邪又进一步耗伤阴津气血。风火痰瘀之间也相互联系，甚至也可互相转化，如阴虚、气虚可转为阳虚，气滞痰湿也可化热等。"

"刘老师，您是用什么方药治疗颤证的？"

"中医讲辨证施治，因各人的临床症状不同，用药也就有所不同。葛女士我根据她的病情，给予羚角钩藤汤加减，方中羚羊角咸寒，入肝经，善于凉肝熄风。钩藤甘寒，入肝经，清热平肝、熄风解痉，二药合用，相得益彰，清热凉肝、熄风止痉之功益著，共为君药。桑叶、菊花清热平肝，以加强凉肝熄风之效，共为臣药。风火相煽，最易耗阴动液，故用鲜生地凉血滋阴，白芍养阴泄热，柔肝舒筋，二药与甘草相伍，酸甘化阴，养阴增液，舒筋缓急，以加强熄风解痉之力。邪热每多炼液为痰，故又用川贝、竹茹以清热化痰。热扰心神，以茯神木平肝宁心安神，以上俱为佐药；甘草兼调和诸药为使。综观全方，以凉肝熄风为主，配伍滋阴、化痰、安神之品，标本兼治，不愧为凉肝熄风之代表方，故用治葛女士之病而获良效。"

一一七、寒热时作证如疟　调和营卫是大法

2013年4月28日下午，诊室进来50岁左右的一男一女。男士说："刘主任，还认识我吗?"

"病人多，我记不起来了。"

"去年10月我来看病，您说我营卫不和，两次共开六剂中药，吃完后病就好了。现在我的病又犯一周多了，想再请您开几副中药吃。"

"想起来了，您原来是寒热时作，以寒为主，时出汗，伴口苦。当时根据您的脉症，诊为营卫不和，您还问什么叫营卫不和，因当时病人多没有时间给您解释，你们就去取药了……"

"对，您的记性还真好!"

通过四诊，仍然是营卫不和，给予桂枝汤加减，三剂水煎服。

这位赵先生原有先天性脑血管畸形，身体一直比较虚弱，加之外感风寒，引起营卫不和所致。因风性开泄，卫气因之失其固护之性，不能顾护营阴，致令营阴不能内守而外泄，故出现恶风发热，时汗出；邪气郁滞，肺卫失和，则鼻鸣干呕；风寒在表，应辛温发散以

解表。而桂枝汤证属表虚，腠理不固，当解肌发表，调和营卫，即祛邪调正兼顾为治：桂枝 12g，白芍 12g，甘草 12g，大枣五枚，生姜三片，柴胡 12g，黄芩 20g，地骨皮 20g，龙胆草 12g，牡蛎 30g。三剂，水煎服。

二诊：药后诸症基本消失，再进三剂以巩固之。

为什么要用桂枝汤？

本病的成因，上面已谈。桂枝汤中桂枝为君，助卫阳，通经络，解肌发表而祛在表之风邪；芍药为臣，益阴敛营，敛固外泄之营阴。桂芍等量合用，寓意有三：一为针对卫强营弱，体现营卫同治，邪正兼顾；二为相辅相成，桂枝得芍药，使汗而有源，芍药得桂枝，则滋而能化；三为相制相成，散中有收，汗中寓补。因此，本方外可解肌发表，内调营卫、阴阳的基本结构。生姜辛温，既助桂枝辛散表邪，又兼和胃止呕。大枣甘草，既能益气补中，又可滋脾生津。姜枣相配，是为补脾和胃、调和营卫的常用组合，共为佐药。甘草调和药性，合桂枝辛甘化阳以实卫，合芍药酸甘化阴以和营，功兼佐使之用。综观本方，药虽五味，结构严谨，发中有补，散中有收，邪正兼顾，阴阳并调。故用治赵先生之病，效如桴鼓。

一一八、偏头痛病非肿瘤　辨证求因病可除

2011 年 11 月初的一天上午，诊室来了一位中年妇

女。她说："主任，我右侧偏头痛反复发作已有十余年，时心烦易怒、头晕头胀，每于生气及受凉后疼痛加重，在北京经多家大医院检查治疗也未有结果，我会不会是脑瘤。"说着拿出一叠检查报告单给我看。

我看过检查单后说："您不是脑瘤，您CT、核磁都做了，也未说是脑瘤，可能是您久治不愈、精神压力太大所致！"

根据四诊，辨证为肝失调达、气郁化火、阳亢风动所致的肝阳头痛，拟平肝潜阳、息风镇痛为治；宜天麻钩藤饮出入：天麻15g，钩藤30g，石决明20g，黄芩15g，杜仲15g，寄生20g，茯苓15g，茯神15g，川芎12g，白芷15g，防风12g，细辛3g，蜂房15g，羚羊粉2包（冲服）。七剂水煎服。

二诊时自觉症状大减，心中的一块石头落地；效不更方，守法再进七剂。

三诊时临床症状基本消失，守法出入再进七剂以巩固之，并嘱咐药后如无不适，可停药观察。

李女士走后，学员小王问："刘老师，这位李女士的偏头痛十余年，您仅开了三次中药病就基本好了，为什么？"

"头痛一证首载于《内经》。在《风论》中称之为'首风''脑寒'，指出外感和内伤是导致头痛发生的主要病因。如《素问·风论》云：'新沐中风则为首风。'

'风气循风府而上则为脑风。'《内经》认为六经病变皆可致头痛，历代医家对头痛病病因治法均有发挥。《丹溪心法·头痛》中提出如不愈，各加引经病，太阳川芎、阳明白芷、少阳柴胡、太阴苍术、少阴细辛、厥阴吴茱萸，至今对临床仍有指导意义。《医林改错·头痛》论述血府逐瘀汤时说：'查患头痛无表证、无里证、无气虚、痰饮等证，忽犯忽好，百方不效，用此方一剂而愈！'瘀血亦可致头痛的首倡者。由此可知，李女士的头痛一为肝阳上亢，二为心理因素，三为时有外感，针对此三者用药，当然效如桴鼓。"

一一九、心悸之病病因多　辨证准确病可瘥

2013年6月中旬的一天上午，办公室王主任带着一位年过七旬的老太太来到我的诊室："刘主任，这是我嫂子，她患高血压20多年，窦缓3年多，伴频发早搏，经西医治疗效果不著，想请您给治一治。"

通过四诊得知：患者心悸时作，发作时心悸气短、神疲乏力、失眠健忘、头晕目眩、纳谷呆滞、苔薄质淡、脉细缓结代（心率44次/分）。辨证为心血亏虚、心失所养、心神不宁所致，拟补血养心、益气安神为治；宜炙甘草汤加减：炙甘草30g，人参10g，麦冬15g，生地20g，桂枝12g，阿胶15g（烊化），大枣7枚，生姜三片，附片6g，细辛3g，黄芩30g，苦参20g，

茯神 20g，枣仁 20g，胡麻仁 20g。七剂水煎服。

二诊时觉早搏次数减少，心率达 60 次/分，药证相符，守法再进七剂。在服完 21 剂后早搏消失，余症继减，宜上法出入再进。先后以上法出入共进 70 剂后，临床症状消失，心率已达 70 次/分，停药观察，并嘱不适时随诊。

一天下午学员小王问："刘老师，患心悸的霍老太太，您用什么方药治疗效果这么好？"

"我用的是《伤寒论》中的炙甘草汤，此方是治疗心悸动、脉结代的名方，方中重用生地黄滋阴血为君。《名医别录》谓地黄'补五脏内伤不足、通血脉、益气力'，配伍炙甘草、人参、大枣益心气、补脾气，以资气血生化之源；阿胶、麦冬、麻仁滋心阴，养心血，充血脉，共为臣药。佐以桂枝、生姜辛行温通，温心阳、通血脉，诸厚味滋腻之品得姜桂则滋而不腻。诸药合用，滋而不腻，温而不燥，使气血充足，阴阳调和，则心悸动、脉结代皆得其平。由于夜寐不宁，又加入茯神、枣仁以宁心安神。"

"刘老师，引起心悸病的原因有哪些？"

"心悸是指病人自觉心中悸动、惊惕不安，甚则不能自主的一种病症。临床一般多呈发作性，每因情志波动或劳累而发作，且常伴胸闷、气短、失眠、眩晕、耳鸣等症。病情较轻者为惊悸，病情较重者为怔忡，可呈持续性。《内经》虽无心悸、惊悸、怔忡之病名，但亦认识到心悸的病因有宗气外泄、心脉不通、突受惊恐、复感外邪等。如《素问·平人气象论》曰：……左乳下，其动应衣，宗气泄也。《素问·举痛论》云：惊则心无所倚，神无所归，虚无所定，故气乱矣！《素问·痹论》亦云：'脉痹不已，复感于邪，内舍于心。''心痹者，脉不通，烦则心下鼓。'并对心悸脉象的变化有深刻的认识，记载脉律不齐是本病的表现。《素问·平人气象论》说脉绝不至曰死，乍疏乍数曰死，这是认识到心悸时严重的心律失常与疾病预后关系的最早记载。心悸的病名首见于汉代张仲景的《伤寒杂病论》，称之为'心动悸''心下悸''心中悸'及'惊悸'等，并认为主要病因有惊扰、水饮、虚劳及汗后受邪等，并记载了心悸时表现的结、代、促脉及区别，提出了基本治则，并以炙甘草汤为治疗心悸的常用方剂；历代医家对本病有进一步的认识。总之，心悸的病因不外体虚、劳倦、七情所伤、感受外邪及药食不当等。本病虽病位在心，但与肝、脾、肾、肺四脏相关。"

一二〇、咯血因不明　对症用药行

2013 年 11 月上旬的一天下午，诊室来了一位 50 多岁的女士，进门便说："刘主任，谢谢您！我父亲的病您给治好了，今日特来请您给我看一看病。"

"您父亲是哪位？"

"就是久治不愈的咯血病人，叫贾××……"

"我想起来了。"

通过四诊，贾女士被诊为消化不良，给予保和丸出入七剂，水煎服。

贾女士走后，学员小王问："贾女士父亲咯血是什么原因引起的？您是用什么方法治疗的？"

"贾老先生咯血反复发作一年多，先后多次住院治疗，也没有做出明确诊断。后又做支气管镜检查，因病人精神紧张未能做成，医生让其出院回家休息……后经他人介绍来找我治疗。刻下贾老先生形体削瘦，动则气急，咳嗽痰中带血，口干咽燥，午后潮热，偶盗汗，苔薄质稍红，脉细数。通过四诊，诊为肺阴不足证，拟滋阴润肺、宁洛止血为治；宜百合固金汤出入：百合20g，麦冬15g，生地20g，熟地15g，玄参30g，南沙参15g，炙甘草30g，川贝母5g，阿胶15g（烊化），三七10g，旱莲草30g，百部12g，丹参20g，黄芩15g，地榆炭30g，苦杏仁12g，白及20g，栝楼子20g，大黄5g，炒苏子20g，炒卜子20g，炙款冬花12g，炙紫苑12g。七剂水煎服。"

"二诊时咳嗽减轻，吐血量亦减少，药症相符，守法出入再进七剂。"

"三诊：经服药十四剂后咯血明显减少，有时隔天才能见到少量血丝；宜上法再进，先后以上法出入共服二十八剂后，临床症状消失而停药观察，于是就出现了刚才的那一场景。"

"刘老师，咯血的原因是什么？"

"咯血见于多种疾病，内科咯血主要见于呼吸系统疾病，如支气管扩张、急性气管—支气管炎、慢支、肺炎、肺结核、肺癌等。贾老先生因咯血几次住院，也未查明原因，中医只能根据临床症状进行辨证用药。药后取得了较好的疗效，这说明了中医辨证用药的优势……方中百合甘苦微寒，滋阴清热，润肺止咳；生熟地并用，滋肾壮水，其中生地能凉血止血，三药相伍，为润肺滋肾、金水并补的常用组合，共为君药。麦冬甘寒，协百合以滋阴清热，润肺止咳；玄参咸寒，助二地滋阴壮水，以清虚火，兼利咽喉，共为臣药。当归止咳逆上气，伍白芍以养血和血；贝母清热润肺，化痰止咳，俱为佐药；桔梗宣肺利咽，化痰散结，并载药上行；生甘草清热泻火，调和诸药，共为佐药。本方配伍特点有二：一为滋肾保肺，金水并调，尤以润肺止咳为主；二为滋养之中兼以凉血止血，宣肺化痰，标本兼顾，但以治本为主。本方以百合润肺为主，服后可使阴血渐充，虚火自清，痰化咳止，以达固护肺阴之目的，故名百合固金汤。"

后　记

　　《刘桂营医话》前一百小节完稿于 2010 年 6 月，国医大师李济仁教授为本书题字：集思广益，精益求精。本书原定于 2011 年由中医古籍出版社出版，因受北京中京苑医学科学研究院恒安中医院余志忠院长之邀，我于 2010 年 7 月赴京坐诊，出版也就此搁浅。

　　在京坐诊期间，我治愈了不少疑难杂症，深受广大病员的赞誉，于是就诊者接踵而至。为此，北京卫视、健康卫视多次采访本人，新华网也将专访资料收入。

　　应学员们的要求，将在京治疗的典型病案收入书中，本人采纳了学员们的意见，又在原稿中加入了二十小节，以成是书。

　　由于本人水平有限，诸篇论点浅出，陋拙难免，敬请同道批评指正。

作者于 2015 年春节